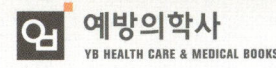

코어와 근력강화를 위한

서스펜션 필라테스
교과서
SUSPENSION PILATES

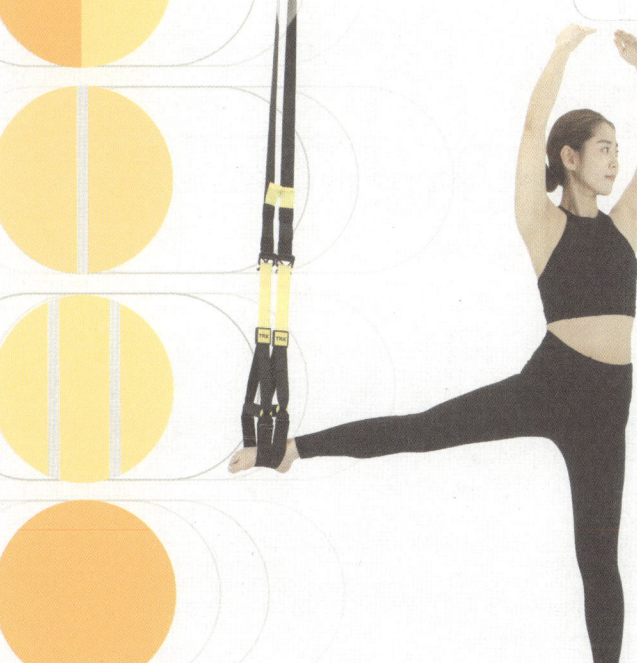

대표저자 김지민

코어와 근력강화를 위한

서스펜션 필라테스
교과서 Suspension Pilates

초판 1쇄 발행 2020년 5월 18일
초판 1쇄 인쇄 2020년 5월 18일

저 자 김지민, 백형진, 양홍석, 양지혜, 김성언, 박주영, 안도혁, 신양호, 김준우, 김영인, 천호준, 정지광, 김태현
감 수 구정모 (KFTA, TRX International MASTER)

발행처 예방의학사
문의처 010-4439-3169
이메일 prehabex@naver.com

인쇄·편집 금강기획인쇄(02-2266-6750)

가 격 15000원
ISBN 979-11-89807-31-3

※ 저자와의 협의에 의해 인지를 생략합니다.
※ 이 책은 저작권법에 의해 보호를 받는 저작물이므로 동영상 제작 및 무단전제와 복제를 금합니다.
※ 잘못된 책은 구입하신 서점에서 교환해 드립니다.

이 도서의 국립중앙도서관 출판예정도서목록(CIP)은 서지정보유통지원시스템 홈페이지(http://seoji.nl.go.kr)와 국가자료종합목록 구축시스템(http://kolis-net.nl.go.kr)에서 이용하실 수 있습니다. (CIP제어번호 : CIP2020019523)

대표저자

김지민 (대표저자)

W필라테스 센터장
컨디셔닝 케어 스페셜리스트(CRS) 자격수료
CORE PILATES INSTRUCTTOR COURSE Certicication
프리햅 예방운동전문가 과정 (PES) 자격수료
TRX - SUSPENSION TRAINING COURSE 자격수료(KFTA)
서클링 필라테스 교과서 외 다수 공저

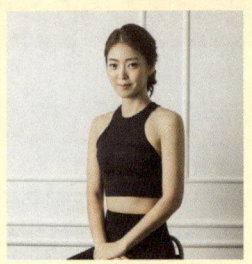

공동저자

백형진
- 現 대한예방운동협회 협회장
- 現 국민대, 한양대, KBS 스포츠예술과학원 교수
- 現 바디메카닉 연구소 대표

양홍석
- 現 WGYM 대표 & W필라테스 대표
- 現 온유 크라이오 & 테라피 동해 대표
- 짐볼 필라테스 교과서 대표저자 외 다수 공저

양지혜
- 現 KBS 스포츠예술과학원 재활스포츠 외래교수
- 차의과학대학교 통합의학대학원 자세체형 전공
- 밴드 필라테스 교과서 대표저자 외 다수 공저

김성언
- 세종대학교 체육학과
- 동원대학교 보건건강운동관리과 겸임교수
- 프리미엄 피트니스 펄스짐 대표

박주영
- 차의과학대학교 스포츠의학과 전공
- Pulse GYM Exercise Specialist
- 치료적 스트레칭 (Therapeutic Stretching) 공동역자

안도혁
- 파워풀엑스 <PM> / 메디핑 아카데미
  <교육총괄이사>
- 메디컬 트레이너팀 "팀안도" <대표강사>
- CHA 의과대학교 스포츠의학대학원
  <임상운동전공>

신양호
- 단국대학교 스포츠의학 석사
- 트레이너발전소 체형교정운동 강사
- 바른핏 운동센터 대표

김준우
명지대학교 체육학 전공
CrossFit Lv2, CRS, PES
바디메카닉 육성과정 수료

김영인
- 現 PILATES&PT 유성점 강사
- 前 US TOWN PT전문센터 지점장
- Ki Sports Festival 크로스핏팀 의무지원 트레이너

천호준
- 천우스포츠센터 대표
- 국민대학교 스포츠산업대학원 석사
- SFG Lv 1, RTS Lv2

정지광
- 前 버클필라테스&피티 대표
- 컨디셔닝케어 전문가(crs)
- 운동처방사, FMS Lv1

김태현
- 現 테라짐 반포점 강사
- 통증조절 근력운동분석 전문가(kfla)
- 컨디셔닝 케어 전문가(crs)

감수자 구정모 (Ph.D, CSCS)
- KFTA 마스터 트레이너
- TRX 인터내셔널 마스터 인스트럭터
- 대구대학교 체육학 박사
- 대경대학교 외래교수

서문

서스펜션 트레이닝은 현재 피트니스 종사자들이 가장 많이 사용하는 소도구 중 하나로서 다양한 서스펜션 도구들 중 이 책에서는 그것들을 대표하는 TRX SUSPENSION TRAINER를 사용하여 필라테스에 접목하는 방법을 다루려 합니다.

TRX SUSPENSION TRAINING은 미국 해군 특수부대 NAVY SEAL에서 작전투입 시 좁은 잠수정 안 이나 전장에서 전투에 필요한 체력훈련을 하는데 여건상 무거운 웨이트 도구들을 사용할 수 없어 휴대하기 좋고 가벼운 도구를 찾다 낙하산 줄과 도복 끈을 잘라 만들어 체력훈련을 한 것이 시작이 되었습니다.

TRX SUSPENSION TRAINING은 짧은 시간에 근력, 근지구력, 심폐지구력은 물론 유연성, 협응력, 밸런스 등의 모든 요소들을 동시에 단련할 수 있는 효과적인 운동 방법입니다.

오늘날 서스펜션 트레이닝은 필라테스, 요가, 휘트니스 센터에서 선수 트레이닝이나 재활 트레이닝 등 각 분야에서 필수적으로 접할 수 있는 효과적인 운동방법입니다.

그 중에서도 코어를 중심으로 움직임을 만드는 필라테스와 전신저항운동인 서스펜션 트레이닝이 만나, 더 효과적이고 강한 운동효과를 기대할 수 있습니다.

서스펜션 트레이닝은 일반인들에게도 많이 보급화 되어있기 때문에 전문가가 아닌 분들도 이 책을 보고서도 쉽게 따라 할 수 있도록 집필하였습니다.

건강한 육체에 건강한 정신이 깃들고, 온전히 나에게 집중할 수 있는 체력과 집중력을 길러주기에 필자는 서스펜션을 활용한 필라테스를 좋아합니다.

필라테스 만으로는 부족한 저항을 서스펜션을 이용하여 근육에 좀 더 많은 부하를 줄 수 있어좀 더 직접적인 자극을 통해 근력을 강화 할 수 있습니다.

필라테스 강사라면 아마 고객님들께 "왜 살이 안 빠질까요?" 라는 질문을 많이 받으실 겁니다. 물론 식이요법과 바른 생활습관을 갖춰야겠지만 운동으로 소비 칼로리를 늘리기 위해 더 많은 에너지를 사용해야 하는 서스펜션 필라테스를 활용해 보시기를 추천 드립니다.

제가 사랑하는 서스펜션 필라테스의 매력에 흠뻑 빠질 수 있으실 겁니다.

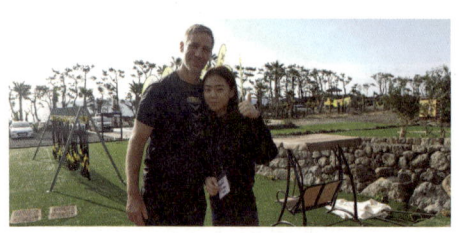

19.09.27 제주도 TRX SUMMIT TRX 마스터 프레이져퀄치 와 함께

2020년 5월 18일 대표저자 김 지 민

서스펜션 필라테스

Contents

서문

1. 서스펜션 필라테스 무엇인가?	6
2. 서스펜션 트레이닝의 역사	8
3. 서스펜션 트레이너는 어떻게 구성되어 있을까?	9
4. 서스펜션 트레이닝 사용 방법	10
5. 서스펜션 필라테스 자세	12
6. 서스펜션 강도 조절의 원리	13
7. 서스펜션 필라테스 주의사항	14
8. 싱글 핸드 모드로 만드는 방법	15
9. 서스펜션 필라테스 운동법 (201가지)	16
Standing (75가지)	17
Sitting (34가지)	71
Supine (20가지)	103
Prone (13가지)	121
Kneeling (30가지)	133
Sidelying (24가지)	155
Handstand (4가지)	173
10. 부록	179

Suspension Pilates

서스펜션 필라테스 무엇인가?

서스펜션 필라테스는 기존에 피트니스에서 활용되던 기능성 트레이닝 도구를 필라테스의 원리를 적용하여 만든 프로그램 이다. 기존의 매트 필라테스 동작에 도구를 접목하여, 필라테스 운동 효과를 극대화 한 것이다.

서스펜션 필라테스를 하는 동안 호흡(Breathing)은 코를 통해 마시고 입을 통해 내쉰다. 흉곽의 후면과 측면은 충분히 사용되지 않는 경향이 있기 때문에 이 부분의 입체적인 호흡을 하는 것이 중요하며, 이 입체적인 호흡은 서스펜션 필라테스를 하는 동안 목과 어깨의 긴장을 완화하는 데 도움을 준다. 서스펜션 필라테스를 하는 동안 호흡을 깊게 내뱉는 것은 복횡근을 활성화하여 심부 안정화 근육을 활성화하는 데 도움을 주며 골반저근의 안정적인 수축은 복횡근의 활성화를 돕고, 흉곽은 호흡을 마시는 동안 확장되어 척추의 신장을 촉진하고 호흡을 뱉는 동안 닫혀 척추의 굴곡을 촉진한다.

서스펜션 필라테스를 하는 동안 골반의 중립 위치에서, 요추의 자연스러운 전만이 나타나며, 중립상태에서 누웠을 때 전상장골극(ASIS)과 두덩결합 (Pubic Symphysis)은 바닥과 수평면에서 거의 평행하다. 골반의 중립 상태는 충격흡수를 도와주고 주로 폐쇄 사슬운동에서 사용되며, 임프린트 포지션은 약간의 요추 굴곡으로 골반의 작은 후방 경사를 만드는 자세이며 복사근의 단축과 둔근의 비활성화를 통해 만든다. 임프린트 자세는 열린사슬 운동 또는 중립을 만들 수 없을 때 안정성을 확보하기 위해 사용되며, 중심화(Centering)를 이루게 해준다.

서스펜션 필라테스를 하는 동안 복벽(Abdominal wall)은 늑골의 아래쪽에 붙어있고 팔의 움직임 동안 흉곽의 안정성을 도와준다. 복근의 활성화를 유지하는 것은 팔의 움직임 동안 늑골의 불안정성을 보완해준다. 이러한 흉곽의 정렬은 척추의 중립을 가능한 한 안정적으로 유지해주며, 호흡에서 언급했듯이 흉곽의 측면과 후면을 통해 호흡하는 것이 중요하다.

서스펜션 필라테스를 하는 동안 견갑골의 움직임과 안정성이 중요한데 견갑골은 다른 뼈 부착물은 없고 오직 쇄골에만 붙어 있으며, 상지에 가동성을 만들어 주고 안정성과 균형을 이루게 한다. 이러한 견갑골은 6가지 움직임을 가능하게 하는데 상방회전, 하방회전, 거상, 하강, 전인, 후인 동작을 만들어 준다. 견갑골은 중립상태에서 흉추 2번과 7번 사이 흉곽 위에서 평평해야 하며, 서스펜션 필라테스를 하는 동안 견갑골 안정화는 모든 동작을 시작할 때 필요하다.

서스펜션 필라테스를 하는 동안 경추는 약간 전방으로 볼록한 자연스러운 커브를 유지해야 하며, 두개골 또한 서있거나 앉아있을 때 어깨 바로 위에서 균형을 유지해야 하고, 경추는 굴곡, 신전, 측면 굴곡, 회전을 하는 동안 흉추와 중립 선상에서 정렬을 이뤄야 한다. 서스펜션 필라테스에서 누운 자세로 척추를 굴곡할 때 경추 1,2번을 굴곡하는 것으로 시작한다.

서스펜션 필라테스를 하는 동안 집중(Concentration)은 마음과 몸을 연결하는 중요 요소로서 수행하는 각 동작과 그 동작을 통제하는 근육에 세심한 주의를 기울기는 것은 최상의 결과를 얻을 수 있게 도와줄 것이다.

서스펜션 필라테스를 하는 동안 통제(Control)는 조셉 필라테스가 그의 조절학에서 확립한 기초이며, 완전한 근육 통제는 안정하고 효과적인 운동 방법을 만든다. 이 조절은 코어근육이나 파워하우스로부터 시작한다.

서스펜션 필라테스를 하는 동안 중심부(Center)는 코어근육 이라고 불리고 전통적인 필라테스 용어로는 '파워하우스' 라고 한다. 파워하우스는 복근(복횡근, 내외복사근, 복직근), 둔근, 내전근으로 구성된다. 이 책의 모든 운동은 움직임을 조절하고 바른 정렬을 유지하게 하는 중심부에서 시작한다.

이 책의 운동을 시작하는 순간부터 움직임을 마무리 할 때까지 각 동작은 통제된 속도로 움직이고 자연스럽게 다음 동작으로 연결되며, 각 동작은 '양' 보단 '질'이 우선적으로 고려되어야 하며, 유동적 움직임(Flowing Movement)을 만들어 주어야 한다. 서스펜션 필라테스 동작은 뻣뻣하거나 급작 스럽지도, 너무 빠르거나 너무 느리지도 않게 움직임이 생성되어야 한다. 동작은 처음부터 끝까지 부드럽고 유동성 있게 일어나야 한다.

서스펜션 트레이닝의 역사

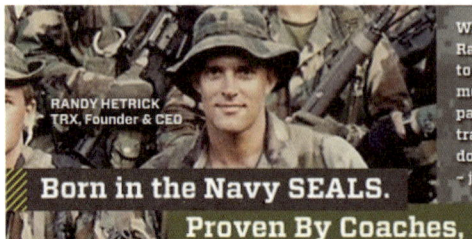

서스펜션 트레이닝 도구는 어떻게 만들어지게 되었을까?

그 시작은 바로 랜디 핸드릭(RANDY HETRICK)과 네이비씰 동료들은 미션을 수행하는 동안 최상의 신체 컨디션을 유지할 방법이 필요했다. 공간은 제한성이 있고 부피가 큰 운동 장비를 사용할 수 없어서 이때 생각해 낸것이 낙하산 줄과 낡은 주짓수 벨트로 만들어서 체력훈련에 사용한 것이다.

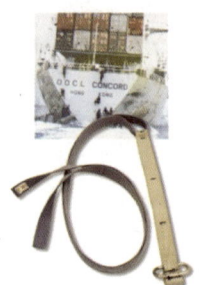

이렇게 시작된 도구는 나중에 서스펜션 트레이너로 발전하였고, 현재는 전세계적으로 헬스, 요가, 필라테스, 홈 트레이닝으로 널리 활용되고 있으며, 관련된 교육 또한 KFTA에서 활발하게 이루어 지고 있으며 TRX 서스펜션 트레이너는 언제 어디서든 효율적으로 다양하게 운동이 가능한 운동기구로써 다른 운동 기구에 비해 부피나 무게가 적고, 휴대가 간편하다는 장점이 있다.

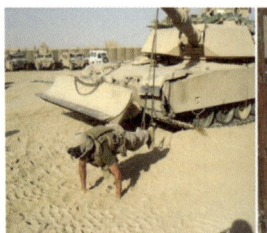 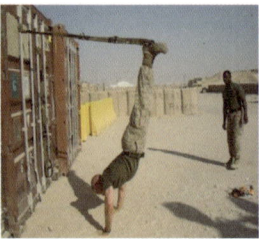 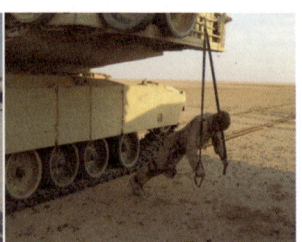

서스펜션 트레이너는 어떻게 구성되어 있을까?

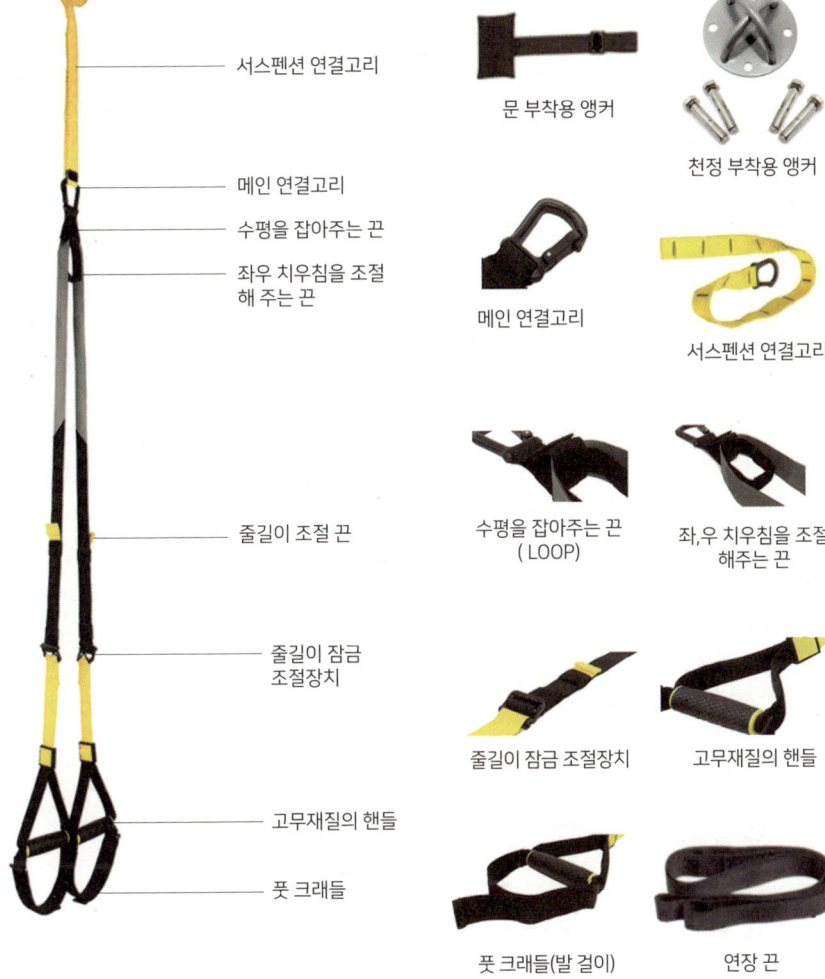

서스펜션 트레이너 사용 방법

서스펜션 설치 방법(Suspension Anchoring Method)
서스펜션을 고정하는 위치는 지상에서 2.1~2.6m가 되어야 하며 서스펜션 줄을 최대한 늘렸을 때에 바닥에서 5cm떨어진 위치에 설치 되는 것을 추천한다. 줄이 거치되는 앵커의 표면은 콘크리트 같이 200kg이상을 지탱할 만큼 단단하고, 강해야 하며, 모든 서스펜션 필라테스 방법 (Suspension Pilates Method)을 수행 할 수 있도록 벽에서 1m 길이 만큼 떨어져 설치 하는 것을 권장한다.

서스펜션 연결고리(Suspension Anchor)
메인 스트랩이 걸리는 부분으로서 천정에 달려있는 철봉이나 엑스마운트 등에 직접적으로 거치되는 줄이다.

줄 길이 조절 끈(Adjustment Tabs)
조절 탭을 잡고서 서스펜션 트레이너의 길이를 운동의 목적에 맞게 조절한다.

줄 길이 잠금 조절장치(Cam Buckles, Barrel Lock)
베럴 락이 있기 때문에 서스펜션의 길이 조절 후 길이가 계속 유지된다.

핸들(Handles)
두 줄 또는 한 줄의 핸들을 이용하여 다양한 운동을 수행한다.

풋 크래들(Foot Cradles)
발을 걸어 사용하며, 줄을 최대한 연장 시 바닥에서 5cm이상 떨어져 있어야 한다.

서스펜션 트레이너 고정 방법

서스펜션 트레이너를 고정시키기 위해서는 천장 이나 벽에 고정한 엑스마운트나 고리 또는 기둥, 바가 필요하고, 필라테스 케들락 또는 도어 앵커를 활용해 사용자의 체중을 지지할 수 있어야 한다.

서스펜션 트레이너의 길이 조절 방법

서스펜션 트레이너를 신체 사이즈와 운동 종류에 따라 최적의 길이가 존재하기 때문에 동작 별로 길이를 적절하게 조정하는 것은 아주 중요한 포인트다 .

S (SHORT LENGTH) : 길이조절 탭을 조절하여 최대한 줄이 짧아진 상태가 되도록 한다 .

M (MID LENGTH) : 길이조절 탭을 조절하여 배럴락이 줄의 중간에 올 수 있게 한다.

MC (MID CALF LENGTH): 길이조절 탭을 조절하여 종아리의 중간에 핸들이 위치하도록 한다 (엎드리거나 누워서 하는 동작에서 사용하는 줄 길이 조절 방법).

L (LONG LENGTH): 길이조절 탭을 조절하여 줄을 가장 길게 해서 사용한다(스트레칭이나 Push 동작에서 주로 사용).

서스펜션 트레이너를 잡는 방법

서스펜션 필라테스 동작 중 핸들을 잡는 방법은 외전 그립(손바닥이 위쪽), 내전 그립(손바닥이 바닥쪽), 중립 그립(양 손을 마주보게)이 있고 이를 통해 동작별 난이도를 조절 할 수도 있다.

서스펜션 필라테스 자세

Standing

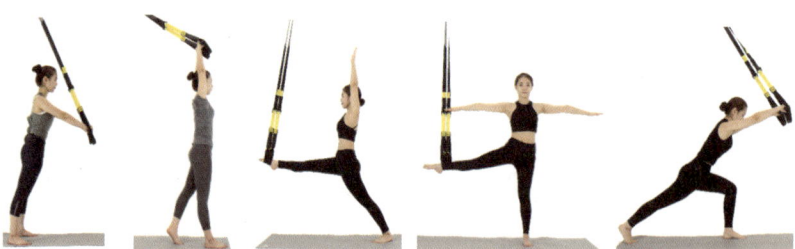

Sitting

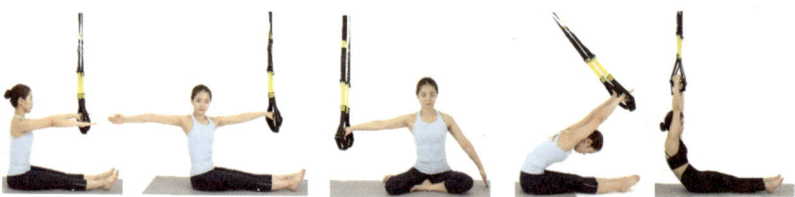

Kneeling   Prone

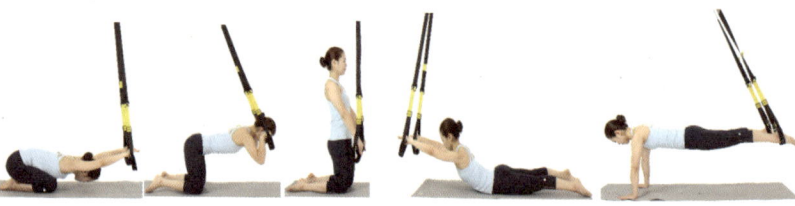

Sidelying   Supine   Handstand

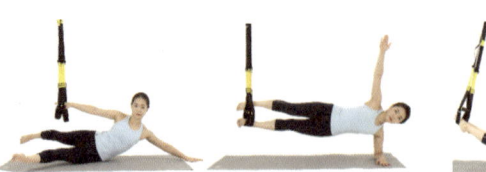
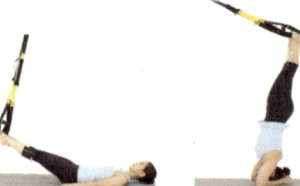

서스펜션 강도 조절의 원리 (Intensity Principles)

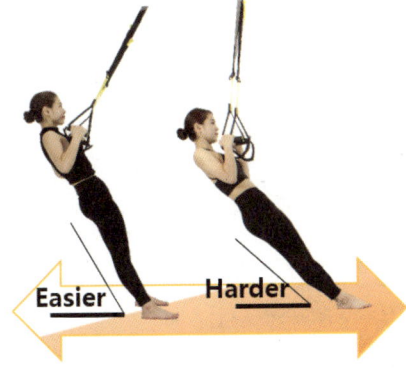

VECTOR PRINCIPLE
바닥과 신체의 각도에 따라 난이도를 조절할 수 있다.
각도가 커질수록 난이도가 쉬워지고, 작아 질수록 어려워 진다.

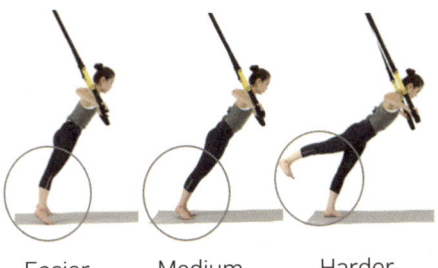

STABILITY PRINCIPLE
지지면의 안정성에 따라 난이도를 조절할 수 있다.
지지면이 넓어질수록 난이도가 쉬워지고, 좁아질수록 어려워 진다.

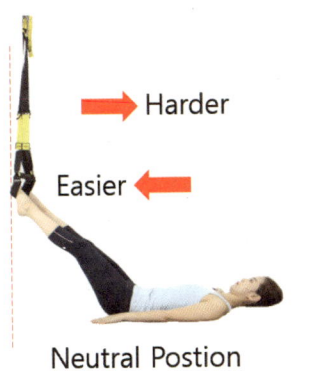

PENDULUM PRINCIPLE
앵커와 지면을 수직으로 연결한 선과 신체의 거리에 따라 난이도를 조절할 수 있다.
난이도는 수직선상을 기준으로 운동방향의 반대방향으로 가면 쉬워지고 신체와 나란한 방향으로 오면 어려워진다.

서스펜션 필라테스 주의사항

- 운동을 하기 전 완벽히 고정이 되어 있는지 확인 후 운동을 실시 한다.
- 서스펜션 필라테스를 하기 전 5~10분 정도 워밍업과 준비운동을 시행한다.
- 미끄러짐에 주의하며, 사용 전 핸드크림이나, 오일을 바르지 않는다.
- 운동시 미끄럼 방지가 되어 있는 매트 사용을 권장 한다.
- 운동시 편안한 옷을 입고, 머리카락이 걸리지 않도록 단정하게 하고 실시한다.
- 운동 후 청결 유지를 위해 핸들과 바닥, 매트의 땀을 닦는다.
- 단계별 동작을 충분히 숙달 후 난이도 있는 동작을 수행하도록 한다.
- 서스펜션 필라테스를 하는 동안 균형을 잃어 넘어 지지 않도록 주의한다.
- 과거나 현재 부상이 있는 부위에는 무리한 운동을 피한다.
- 서스펜션의 스트랩이 피부에 쓸려 찰과상을 입지 않도록 주의한다.

서스펜션 트레이닝 중 흔히 일어나는 6가지 공통된 실수

BAD STARTING : 잘못된 시작 자세

SAWING : 좌우 다른 부하를 주어 줄이 움직이는 상태

SLACKING : 느슨해진 스트랩

SAGGING : 굽은 등과 아래로 쳐진 엉덩이

SCRAPING : 스트랩으로 팔을 문지르는 것

STOPPING : 운동 동작 수행 중에 멈추는 것

싱글 핸드 모드로 만드는 방법

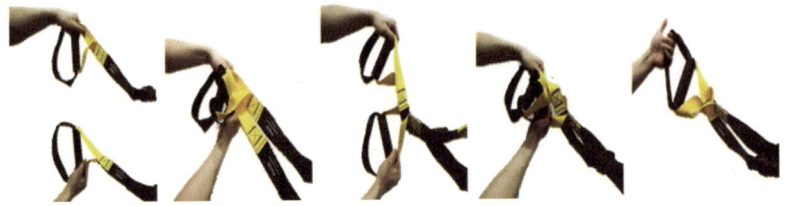

1. 핸들을 나란히 잡는다.
2. 오른쪽 핸들을 왼쪽 핸들 아래로 집어 넣고, 밖으로 나온 핸들을 왼손에 잡는다.
3. 오른손에 잡고 있는 핸들을 다시 왼손의 핸들 아래로 집어넣는다.
4. 집어넣은 핸들을 강하게 잡아당긴다.

코어와 근력강화를 위한 서스펜션
서스펜션 필라테스
교과서 Suspension Pilates

Standing
(75가지)

Standing Hinge

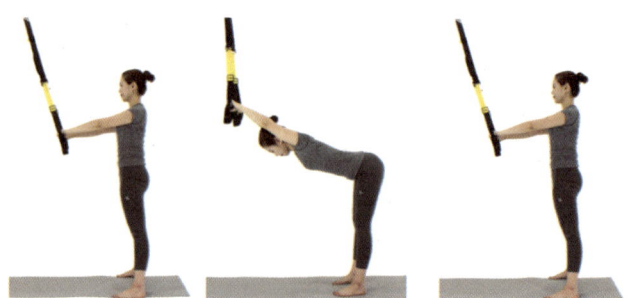

핸들 길이	짧게
반복횟수	5회
시작 자세	앵커 포인트를 마주보고 다리를 골반 너비보다 더 넓게 벌리고 발끝을 외전하고 서서, 손은 배꼽 높이에서 핸들을 잡습니다.
운동 동작	1. 팔을 앞으로 멀리 뻗으며 골반을 굽혀 ㄱ 자로 만들어 줍니다. 2. 핸들을 누르며 상체를 신전 시키며 시작 자세로 돌아옵니다.
Tip	· 견갑골을 안정화 한 상태로 척추와 골반의 중립을 유지합니다. · 팔을 뻗으며 엉덩이를 뒤로 빼면서 후면부 근육들이 늘어 나도록 합니다. · 줄이 흔들리고 견갑골이 가라앉는 것을 방지하기 위해 동작 내내 핸들을 누릅니다.
응용 자세	

Standing Spinal Massage

Slow Arm Circle Stretch

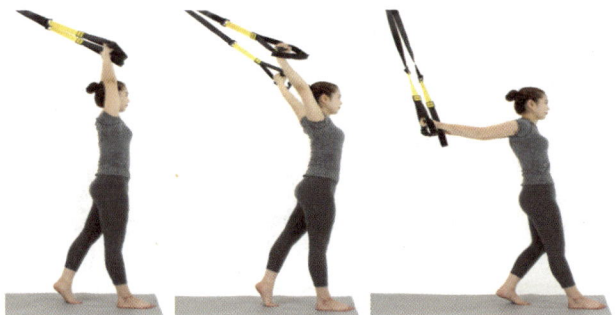

핸들 길이	길게
반복횟수	3회

시작 자세   머리위로 핸들을 양손에 각각 잡고, 팔꿈치를 펴고 선 상태에서 한쪽 다리를 뒤로 보내고 뒤꿈치를 들어줍니다.
몸을 일직선으로 하고 준비 자세를 잡아줍니다.

운동 동작
1. 앵커의 반대편을 바라보고 핸들을 머리 위로 잡아줍니다.
2. 뻗어있는 팔을 몸의 측면으로 원을 그리듯 벌리면서 상체 전면의 근육을 늘려줍니다.
3. 핸들을 누르면서 몸 뒤쪽으로 원을 그리며 시작 자세로 돌아 옵니다.

Tip
· 줄이 흔들리고 견갑골이 가라앉는 것을 방지하기 위해 동작 내내 핸들을 누릅니다.
· 상체 전면의 근육이 충분히 늘어날 수 있도록 호흡을 합니다.

응용 자세

Butterfly

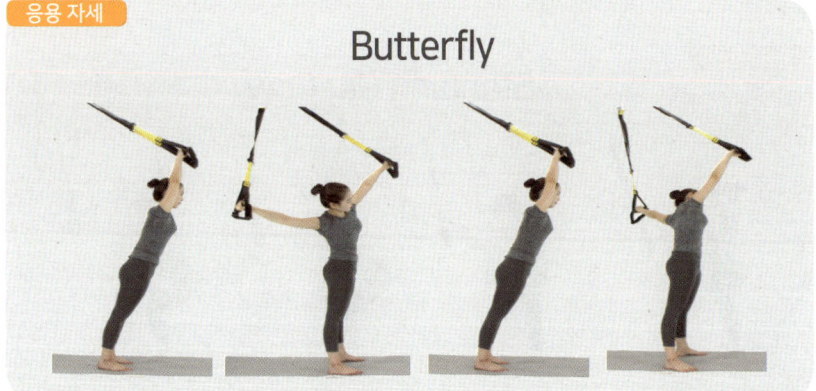

Spinal Articulation Squat

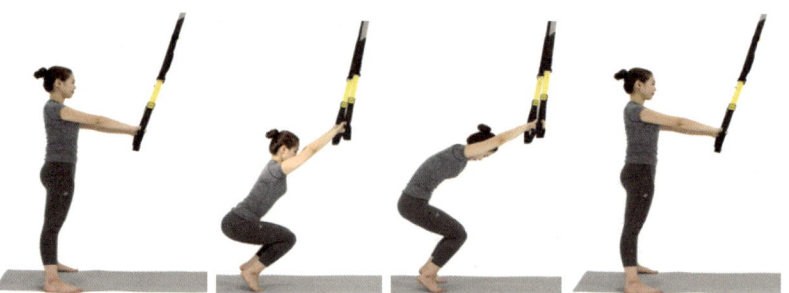

핸들 길이	짧게
반복횟수	3~5회

시작 자세   앵커 포인트를 마주보고 다리를 벌리고 서서, 핸들을 어깨 높이 보다 조금 낮게 잡고 척추중립을 유지하여 골반과 견갑골을 안정화 합니다.

운동 동작
1. 뒤꿈치를 땅에서 들어올리기 위해 발목을 피면서 시작합니다.
2. 척추를 분절하며 무릎을 구부리며 미추 부터 머리까지 척추를 굴곡합니다.
3. 미추 부터 머리까지 척추를 중립상태로 되돌리며 핸들을 누르는 동시에 무릎을 신전 시킵니다.
4. 시작 자세로 돌아가기 위해 뒤꿈치를 바닥으로 낮춥니다.

Tip
· 척추 관절동작을 수행하는 동안 다리를 굴곡시키고 공중에 띄운 상태를 유지합니다.
· 척추의 굴곡을 유지하는 동안 흉추의 충분한 신장이 될 수 있게 견갑골을 내뻗습니다.

응용 자세

Standing Cat Cow

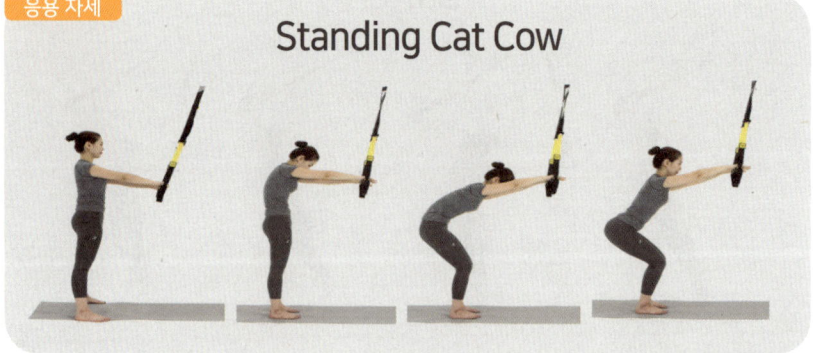

Standing Cat Cow With Thoracic Extension

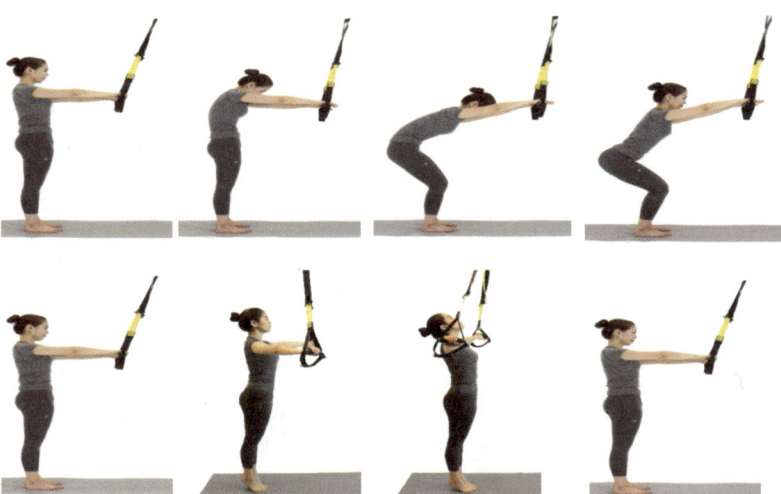

핸들 길이	짧게
반복횟수	3~5회

시작 자세 앵커 포인트를 마주보고 다리를 모으고 서서, 핸들을 어깨 높이 보다 조금 낮게 잡고 척추중립을 유지하여 골반과 견갑골을 안정화 합니다.

운동 동작
1. 경추에서 미추까지 척추를 구부리며 운동을 시작합니다.
2. 무릎을 구부리며 엉덩이를 뒤로 빼면서 척추를 둥글게 만들면서 양손을 앞으로 뻗어줍니다.
3. 무릎을 다시 시작 자세로 폄과 동시에 미추와 머리를 일치시켜 다시 서 있는 상태로 돌아갑니다.
4. 엉덩이에 힘을 주면서 수축시키면서 뒤꿈치를 모아 들어 올리고 동시에 팔을 양쪽으로 뻗어 확장합니다.
5. 팔을 모으면서 발을 다시 시작점으로 이동합니다.

Tip 운동 내내 핸들에 압력을 넣어 척추의 안정을 도와줍니다.

Standing Cat Cow with Full Extention

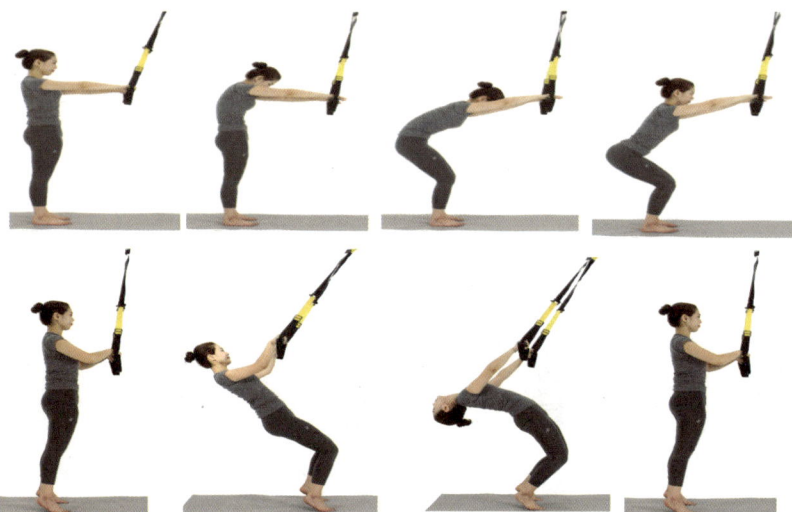

핸들 길이	짧게
반복횟수	3~5회
시작 자세	앵커 포인트를 마주보고 다리를 모으고 서서, 핸들을 어깨 높이 보다 조금 낮게 잡고 척추중립을 유지하여 골반과 견갑골을 안정화 합니다.
운동 동작	1. 경추에서 미추까지 굴곡하여 운동을 시작합니다 2. 무릎을 구부려 척추를 중립으로 맞춰줍니다. 3. 팔꿈치를 구부리고, 무릎을 펴, 뒤꿈치를 들어 처음 자세로 돌아갑니다. 4. 팔을 45도 각도로 구부리고 동시에 몸통의 중심을 뒤로 이동 시킵니다. 5. 팔꿈치를 펴, 경추를 신전시키면서 전면의 근육을 늘려줍니다. 6. 척추와 수직선상으로 중립을 맞추어, 팔과 다리를 곧게 하고 엉덩이와 발을 평행하게 하여 다시 시작 위치로 돌아갑니다.
Tip	· 운동 내내 핸들에 압력을 넣어 척추의 안정을 도와줍니다. · 무리하게 허리를 꺽지 않도록 주의하며 실시해야 합니다.

Toes Apart Heels Together

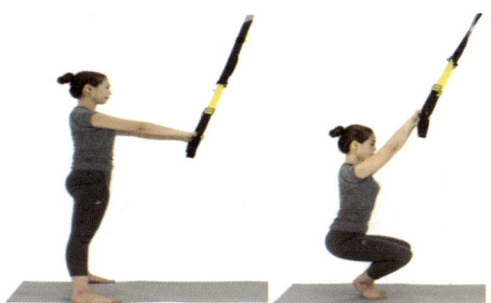

핸들 길이	짧게
반복횟수	3~5회

시작 자세 앵커 포인트를 마주보고 다리를 골반 넓이고 평행하게 서서, 핸들을 어깨 높이보다 낮게 잡고 척추중립을 유지하여 골반과 견갑골을 안정화 합니다.

운동 동작
1. 운동 내내 척추 중립을 유지하며, 뒤꿈치는 모으고, 앞 발은 벌려 스쿼트 자세로 앉으면서 팔을 길게 폅니다.
2. 핸들은 편하게 잡고, 뒤꿈치는 운동중 들고 있어야 합니다

Tip · 운동 내내 핸들에 압력을 넣어 척추의 안정을 도와줍니다.

응용 자세

"T" Sumo Squat

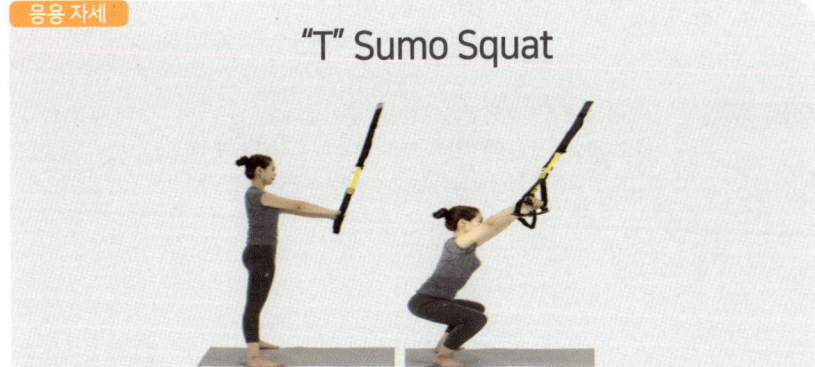

Hinge Lower and Lift & Wide Open Squat

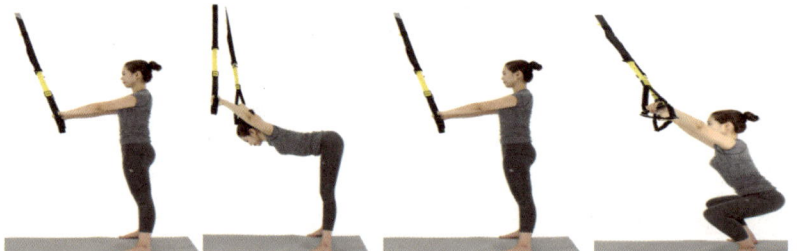

핸들 길이 짧게

반복횟수 5-10회

시작 자세 앵커 포인트를 마주보고 다리를 골반 넓이로 평행하게 서서, 핸들을 어깨 높이 보다 낮게 잡고 척추중립을 유지하여 골반과 견갑골을 안정화 합니다.

운동 동작
1. 팔을 앞으로 멀리 뻗으며 골반을 굽혀 ㄱ 자로 만들어 줍니다.
2. 상체를 신전 시키며 제자리로 돌아 옵니다.
3. 팔을 "Y"자세로 만들고 뒤꿈치를 들어 올리며 스쿼트를 합니다.

Tip
· 전체 동작 내내 척추와 골반의 중립을 유지합니다.
· 서있는 자세에서 어깨가 가라앉거나 흉곽이 들리지 않게 합니다.
· 견갑골 안정화를 활성화하기 위해서 동작 내내 핸들을 누릅니다.

Second Position Lateral with Rotation

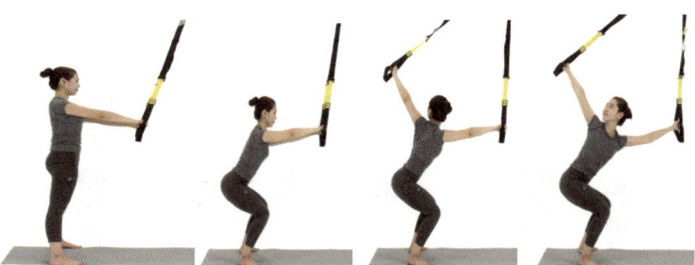

핸들 길이	짧게
반복횟수	5-10회
시작 자세	앵커 포인트를 마주보고 다리를 골반 넓이고 평행하게 서서, 핸들을 어깨 높이 보다 낮게 잡고 척추중립을 유지하여 골반과 견갑골을 안정화 합니다.
운동 동작	1. 팔을 앞으로 길게 뻗고 스쿼트로 앉아줍니다. 2. 한쪽 손을 반원을 그리며 뒤쪽으로 뻗어줍니다. 3. 제자리로 돌아온 후 반대 쪽도 진행해줍니다.
Tip	· 운동 내내 척추 중립을 유지하며, 스쿼트 자세로 앉을 때 팔을 길게 폅니다. · 두번째와 세번째 발가락에 무릎이 위치하도록 힙이 허용하는 만큼만 회전합니다. · 회전하는 동안 골반에서 과한 움직임이 일어나지 않도록 안정감을 유지하며 실시합니다.

응용 자세

Swing Plie

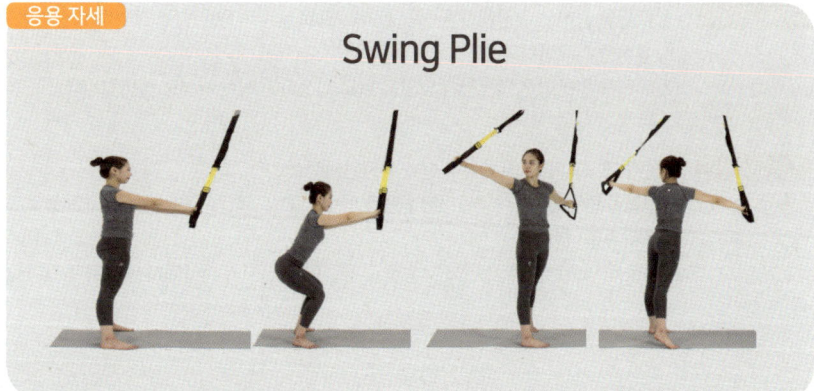

Standing Back

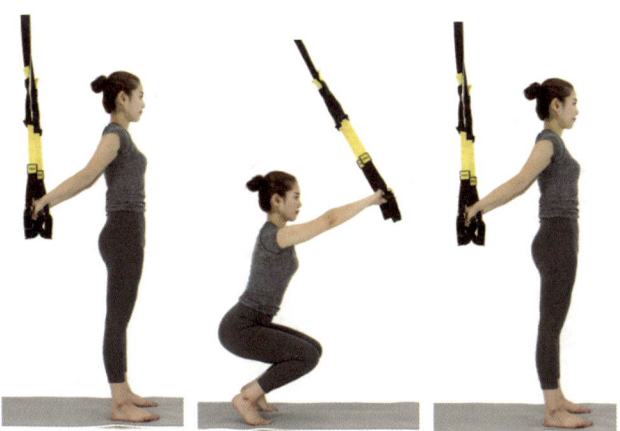

핸들 길이	짧게
반복횟수	5-10회
시작 자세	앵커 포인트를 등지고 조금 앞에 섭니다. 핸들을 잡은 채로 팔은 펴고 어깨는 약간 신전 합니다. 척추와 골반의 중립을 유지하고 견갑골을 안정화 합니다.
운동 동작	1. 무릎을 굽히고 뒤꿈치를 들어 몸을 바닥으로 낮추며 팔을 원을 그리며 회전하며 동작을 시작합니다. 2. 지면을 밀듯이 일어서면서 양팔은 뒤로 회전하며 시작 자세로 돌아갑니다.
Tip	· 동작 내내 척추와 골반의 중립을 유지합니다. · 견갑골 안정화를 유지하고 줄이 움직이는 것을 방지하기 위해 동작 내내 핸들을 고르게 누릅니다. · 몸을 바닥으로 낮추기 위해 무릎을 구부릴 때 뒤꿈치가 바닥에서 떨어지게 합니다.

Single Leg Squat

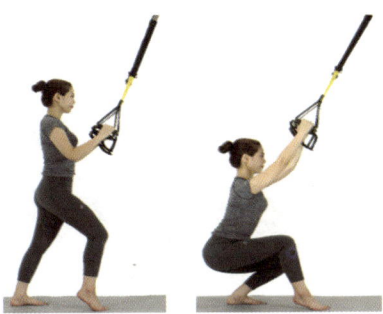

핸들 길이	짧게
반복횟수	각 10회
시작 자세	앵커 포인트를 보고 서서 팔은 90도 구부리고, 팔꿈치는 허리에 가깝게 합니다. 한쪽 발을 내밀고 뒤꿈치를 들어올리고, 준비 자세를 취합니다.
운동 동작	1. 핸들을 가슴 높이로 잡고 한발로 체중을 지지한 상태에서 앵커를 바라보고 천천히 앉습니다. 2. 척추의 정렬을 올바르게 유지한 상태로 스쿼트 포지션 후 제자리로 돌아옵니다.
Tip	· 앞쪽에 위치한 발에 체중이 실리지 않도록 주의해야 합니다. · 운동 내내 척추와 골반을 중립으로 유지하고 양쪽 핸들에 균일한 압력을 유지합니다.

응용 자세

Figure Four Squat

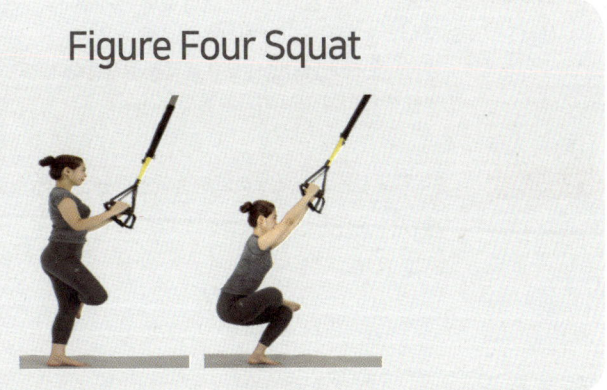

Advanced High Half Toe (with Balance Challenge)

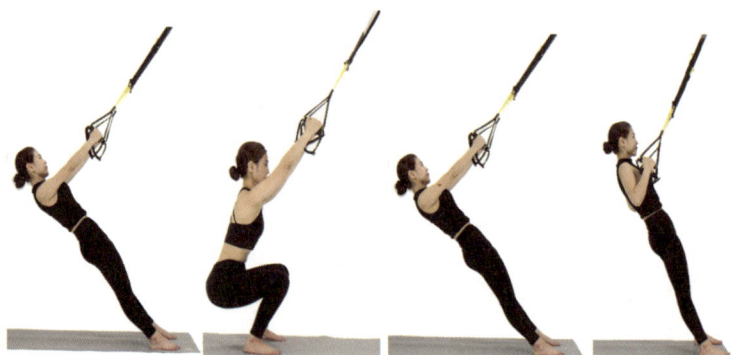

| 핸들 길이 | 짧게 |

| 반복횟수 | 5-10회 |

시작 자세 앵커 포인트를 바라보고 서서 팔을 편 상태에서 무게 중심을 뒤에 두고 시작자세를 취합니다.

운동 동작
1. 핸들을 잡고 팔을 편 상태에서 무게 중심을 뒤에 두고 시작자세를 취합니다.
2. 스쿼트 자세로 앉아 두팔을 머리 위로 뻗어줍니다.
3. 두 다리를 뻗어서 다시 시작 위치로 돌아갑니다.
4. 팔꿈치를 잡아 당기면서 로우 동작을 실시합니다.
5. 팔을 펴서 다시 시작 위치로 돌아갑니다.

Tip · 손바닥을 앞으로 향하게 하고 핸들의 장력을 전체적으로 유지합니다.

Advanced Lower and Lift with Arm Circle

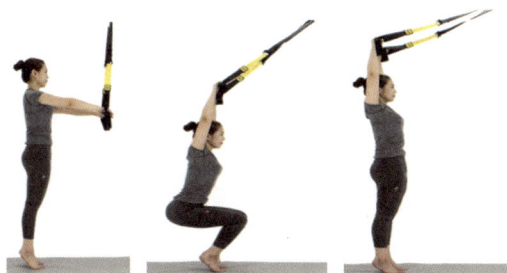

핸들 길이	짧게
반복횟수	각 3-5회
시작 자세	앵커 포인트에서 멀리 떨어져 있는 상태로 팔은 곧게 펴고, 다리는 평행하고, 뒤꿈치를 들어줍니다. 척추와 골반 중립을 지키고 척추는 안정시킵니다.
운동 동작	1. 다리를 스쿼트 위치로 구부려 운동을 시작하고, 뒤꿈치를 지면을 향해 내립니다. 2. 뒤꿈치를 다시 들어 올려 발목의 저측 굴곡에 맞춰 다리를 뻗고 몸을 다시 시작 위치로 되돌립니다. 3. 팔을 위로 원을 그리고, 팔을 다시 시작 위치로 가져갑니다.
Tip	· 스쿼트의 중간 범위에서 뒤꿈치를 내리고 들어 올립니다. · 스쿼트의 상단 범위에서 팔로 원을 그리며 수행합니다. · 손바닥을 앞으로 향하게 하고 핸들의 장력을 전체적으로 유지합니다.

응용 자세

Advanced High Half Toe with Balance Challenge

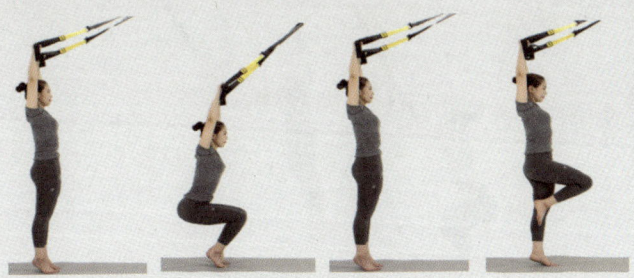

Jumping Jack Squat

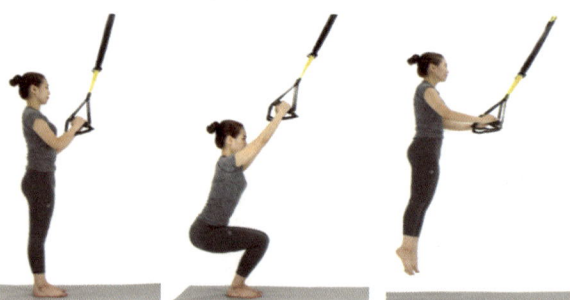

핸들 길이	2/3길이(유연성에 따라 다름)
반복횟수	5-10회
시작 자세	다리는 평행하게 하고 앵커 포인트를 보고 섭니다. 팔은 구부려 팔꿈치를 몸통에 붙여 줍니다. 척추와 골반의 중립을 유지하고 견갑골을 안정화 합니다.
운동 동작	1. 구부리고 있던 팔을 펴면서 무릎을 구부리고, 어깨는 엉덩이 위에 두며 다리를 굴곡해서 스쿼트 자세를 취합니다. 2. 뛰어 오르고 양 다리를 내전하여 모아줍니다. 3. 무릎을 구부리며 지면에 스쿼트 자세로 착지하고 시작 자세로 돌아갑니다.
Tip	· 높이 뛰어 오른다기 보다 가볍게 뛴다고 생각하고, 구름 위에 착지한다는 느낌으로 조심스럽게 착지합니다
응용 자세	

Plie Air Jack

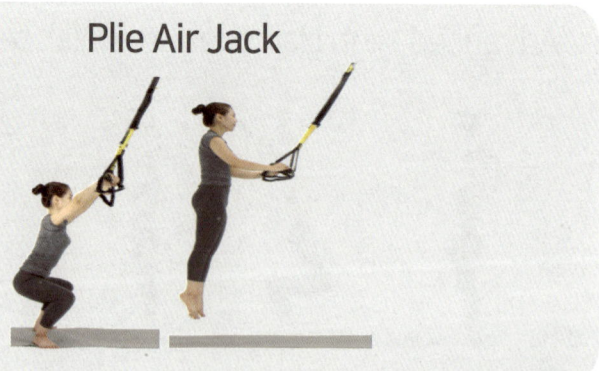

Plie Cross

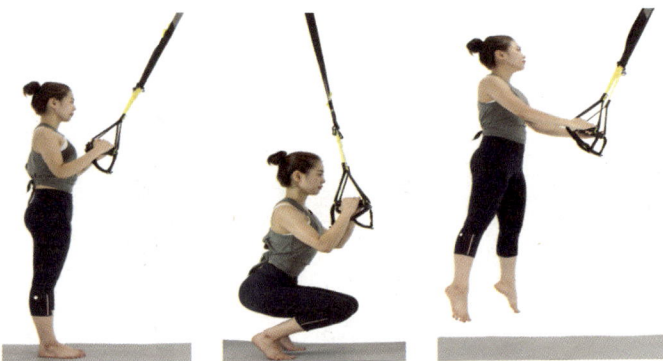

| 핸들 길이 | 짧게 |
| 반복횟수 | 8-10회 |

시작 자세 다리는 평행하게 하고 앵커 포인트를 보고 섭니다. 팔을 구부려 팔꿈치를 몸통에 붙여 줍니다. 척추와 골반의 중립을 유지하고 견갑골을 안정화 합니다.

운동 동작
1. 무릎을 굴곡하고 몸을 낮춰 플리에 스쿼트 자세를 만들며 동작을 시작합니다.
2. 다리를 신전하고 뛰어오르며 동시에 한쪽 다리는 반대쪽 다리 약간 앞으로 교차합니다.
3. 뛰어오르는 적절한 지점에서 다리를 외전합니다.
4. 플리에 스쿼트 자세로 조심스럽게 내려옵니다.

Tip
· 높이 뛰어 오른다기보다 가볍게 뛴다고 생각합니다.
· 동작 내내 양 다리를 측면으로 회전합니다.

Curtsy Jump

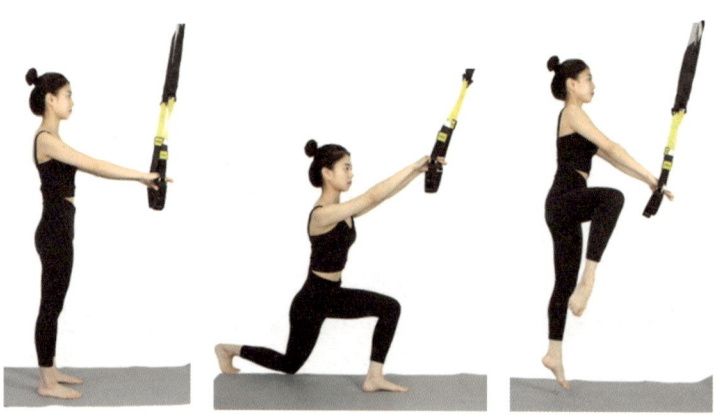

핸들 길이	짧게
반복횟수	각 5회

시작 자세 양 다리는 평행하게 하고 앵커 포인트를 마주 보고 섭니다. 양 손은 핸들을 잡습니다. 척추와 골반의 중립을 유지하고 견갑골을 안정화 합니다.

운동 동작
1. 한 다리를 뒤로 빼고 교차하여 크로스 런지 자세를 만들면서 동작을 시작합니다.
2. 뒤쪽에 있는 발을 들어 올리고 동시에 뛰어오르며 동작을 하는 무릎을 천장을 향해 들어 올립니다.
3. 조심스럽게 착지하며 크로스 런지 자세로 발을 뒤로 뺍니다.
4. 마지막 반복에서 시작 자세로 되돌아갑니다.

Tip
· 높이 뛰어 오른 느낌보다 가볍게 뛴다고 생각합니다.
· 운동의 저항을 높이려면, 동작을 하는 발이 바닥에 닿지 않고 런지 자세를 수행합니다.

Single Thigh Stretch

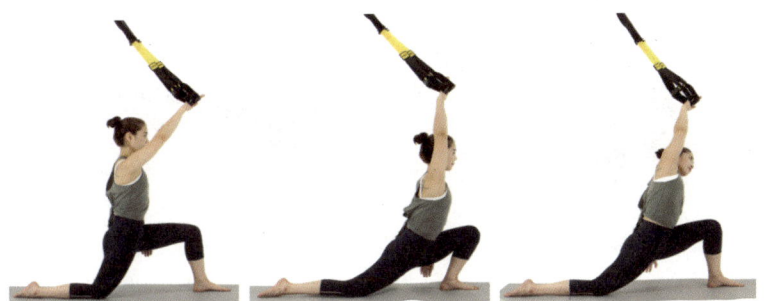

핸들 길이	짧게

반복횟수	각 3-5회

시작 자세 앵커 포인트를 등지고, 한 손으로 풋 크래들을 잡고 반대쪽 앞다리를 구부려줍니다. 앵커 포인트로부터의 거리는 유연성에 따라 달라집니다.

운동 동작
1. 구부린 다리를 앞으로 밀면서 반대쪽 다리도 같이 늘려줍니다. 이때 풋 크래들을 잡은 팔은 귀 옆으로 당겨줍니다.
2. 풋 크래들을 잡은 팔을 반대쪽 방향으로 기울여 줍니다.

Tip
- 체중을 앞 뒤로 조심스레 이동하며, 요추가 내려 앉지 않도록 복부의 긴장을 유지해야 합니다.
- 운동 내내 골반의 정사각형 및 수평 유지 해야 하고, 엉덩이, 무릎, 발목을 평행한 자세로 계속 맞춰 따라 올 수 있게 합니다.

Suspension Pilates

Develop

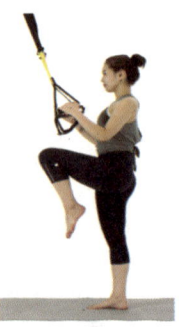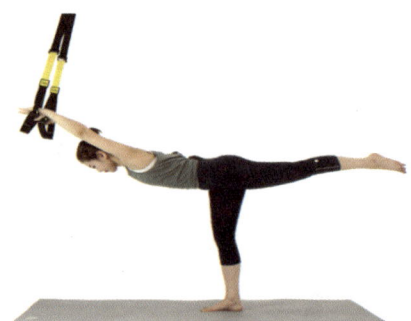

| 핸들 길이 | 짧게 |
| 반복횟수 | 각 3-5회 |

시작 자세 앵커포인트에서 충분히 멀리 서서 팔을 구부리고 한쪽 무릎을 들어 포지션을 만듭니다. 버팀목이 되는 다리는 평행을 유지합니다. 척추 중립을 유지하고 골반과 견갑골을 안정화 합니다.

운동 동작
1. 접은 팔을 앞으로 곧게 펴면서 상체를 앞으로 숙여 다리를 뒤로 보내 줍니다.
2. 시작 자세로 돌아와 반대쪽도 운동하여 줍니다.

Tip
· 운동 내내 척추 중립을 유지하며, 골반, 엉덩이를 앞으로 편평하게 유지 합니다.
· 족저굴곡을 할 때 발가락을 지나치게 구부리는 것을 피해야 합니다.
· 견갑골 안정과 평형을 유지하도록 핸들에 압력을 가하여야 합니다.

응용 자세

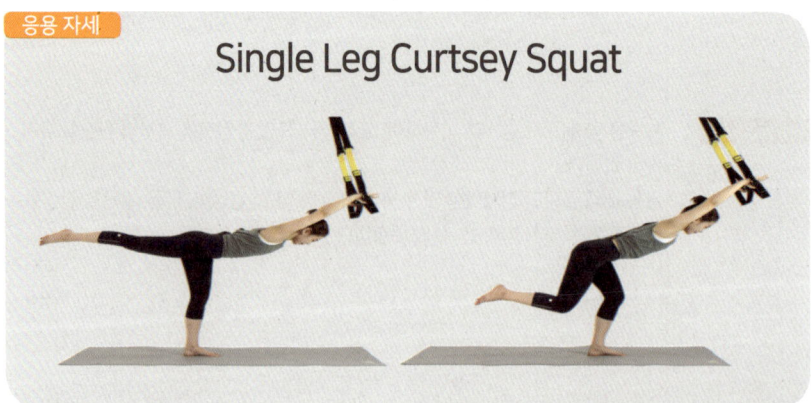

Single Leg Curtsey Squat

Arabesque Hinges Single Leg Squat

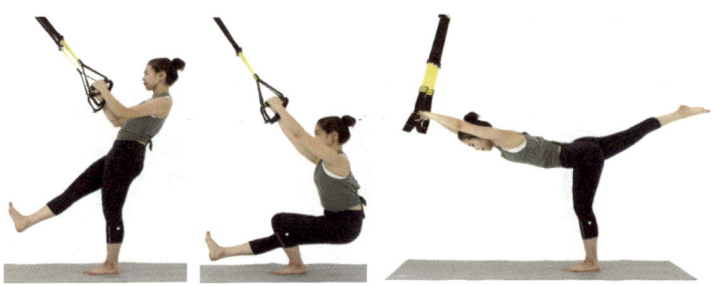

핸들 길이	짧게
반복횟수	각 3-5회

시작 자세 팔이 허리에 90도 각도로 구부려 위치하고 앵커 포인트에서 멀리 떨어져 서서 한쪽 다리를 매트에서 5~10cm 들어올려 배측굴곡 합니다. 지지되는 다리는 일자로 평행하게 위치시킵니다. 척추와 골반의 중립을 유지하고 견갑골을 안정화 합니다.

운동 동작
1. 싱글 레그 스쿼트 자세로 앉아줍니다.
2. 무릎을 피면서 상체를 숙이며 앞쪽에 들고 있었던 다리를 발목을 펴면서 뒤쪽으로 들어 올려줍니다.
3. 상체를 세우면서 처음 자세로 돌아옵니다.

Tip
- 척추와 골반의 중립을 동작 내내 유지하고 무릎과 팔을 구부릴 때 척추의 굴곡이 일어나지 않게 합니다.
- 팔과 다리를 굴곡하는 동안 몸의 무게 중심이 대둔근을 향해 뒤로 가게 하기 위해서 핸들을 밑으로 당깁니다.

응용 자세 Develope Jump (aka Warrior 3 Jump)

Standing One Leg Circle

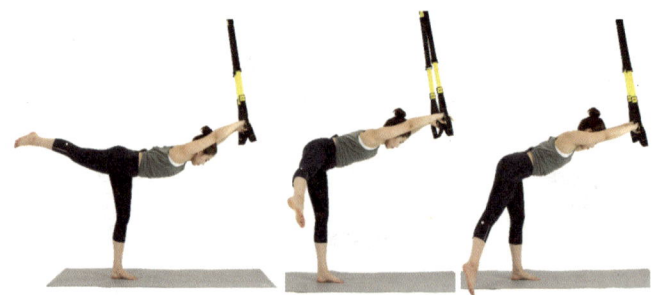

핸들 길이	짧게
반복횟수	3-5회

시작 자세 허리를 구부리고 팔은 어깨 너비를 벌리고 핸들을 잡습니다. 다리는 곧고 평행하게 하며, 발목은 저측굴곡으로 구부립니다. 척추와 골반을 안정화 합니다.

운동 동작
1. 동작을 취하고 있는 다리를 외전 하면서 운동을 시작합니다.
2. 동작을 취하는 다리를 바닥으로 내립니다.
3. 시작 자세로 돌아가기 위해 다리도 원을 그립니다.

Tip
· 동작의 가동범위는 원 움직임을 수행하는 동안 몸을 안정화하는 능력에 달려있습니다.
· 견갑골을 안정화를 돕고 평형성을 보조하기 위해서 동작 내내 핸들을 누릅니다.
· 골반의 회전을 피합니다.
· 한 방향으로 3-5회 원을 그리고 나서, 다른 방향으로 3-5회 반복합니다.

응용 자세

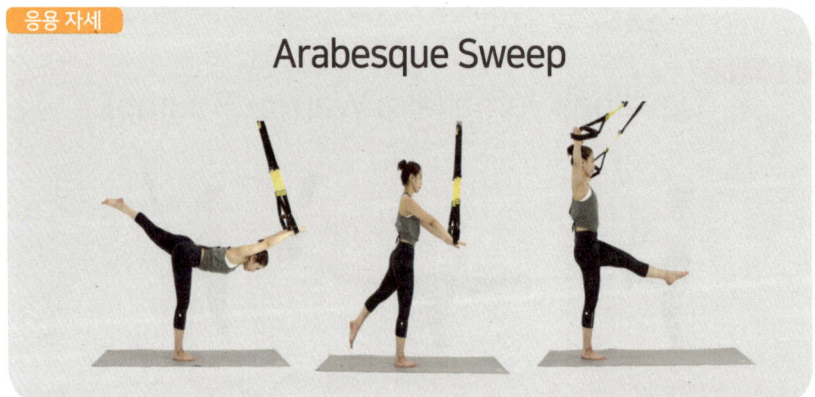

Arabesque Sweep

Curtsy Kick Lower and Lift

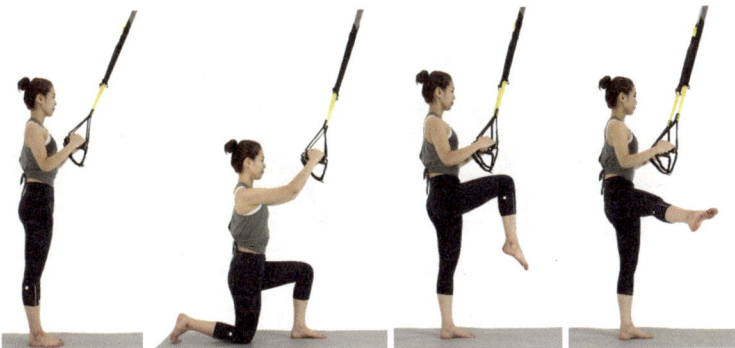

핸들 길이	짧게
반복횟수	각 5회

시작 자세 손은 핸들을 잡고 팔을 90도 각도로 구부리고 손바닥은 마주 본 채로 앵커 포인트를 향해 섭니다. 다리는 내전하여 수평으로 곧게 폅니다. 골반과 척추의 중립을 유지하고 견갑골을 안정화 합니다.

운동 동작
1. 움직이는 발을 뒤로 옮기고 팔을 발이 움직이는 만큼 펴면서 런지 자세를 취합니다.
2. 팔을 구부리고 움직이는 다리의 무릎을 올리고 킥을 하면서 지지하는 다리를 신전합니다.
3. 신전되어 있는 움직이는 다리를 측면으로 회전한 상태로 바닥으로 내립니다.
4. 마지막 반복에서, 시작 자세로 되돌아가고 다른 다리로 반복합니다.

Tip
· 팔의 힘보다 다리의 힘에 더 집중합니다.
· 코어 근육으로 움직이는 다리는 낮추거나 들어 올립니다.

Punching Prep Lunge

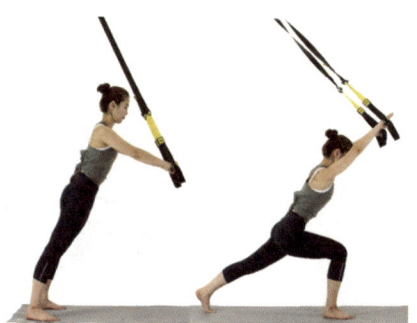

핸들 길이	길게
반복횟수	각 5회
시작 자세	앵커의 반대편을 바라본 자리에서 핸들을 잡고 골반 넓이로 다리를 벌려 서줍니다. 몸통의 중심을 앞으로 기대어 줍니다.
운동 동작	양손을 앞으로 멀리 뻗으며 한발을 앞으로 디뎌 런지를 수행 후 제자리로 돌아와 반대쪽을 진행합니다.
Tip	· 견갑골의 안정화를 보조하고 운동의 평형성을 돕기 위해서 풋크래들을 누릅니다. · 몸이 수직으로 되어있을 때 척추를 중립으로 유지합니다.

응용 자세

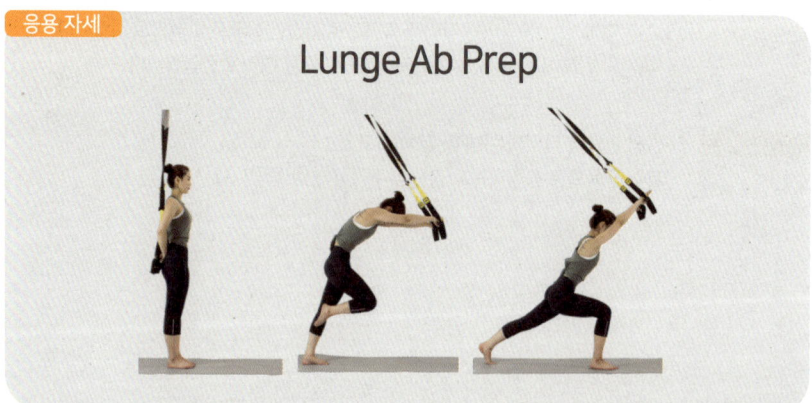

Lunge Ab Prep

Row Raise

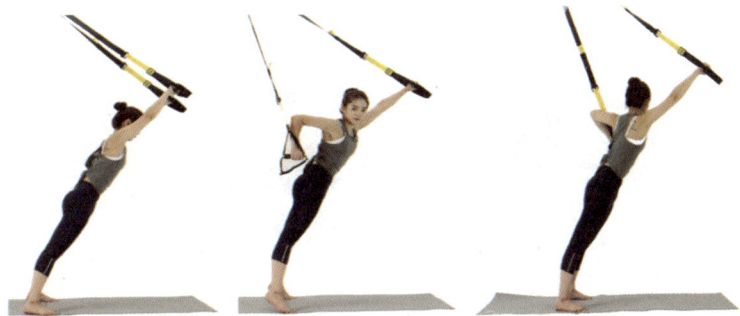

핸들 길이	짧게
반복횟수	5-10회
시작 자세	앵커 포인트를 등지고 서고, 다리는 어깨 넓이보다 조금 더 넓게 하고, 핸들을 잡아 머리 위로 곧게 뻗어줍니다.
운동 동작	1. 발의 뒤꿈치를 들어올리며, 한쪽 팔꿈치를 구부리면서 상체를 회전 시킵니다. 2. 발의 뒤꿈치를 내리면서 반대쪽으로 회전하며 시작 자세로 돌아가 반대쪽 팔을 실시합니다.
Tip	· 척추가 회전하는 동안 발 뒤꿈치를 들어올리며(저측 굴곡) 지면에서 올라옵니다. · 회전하는 동안 골반의 동적 안정성을 유지합니다. · 동작 내내 핸들을 계속 누릅니다. · 능동적 스트레치와 근력의 조화를 위하여 "X Squat" 자세와 "Row Raise" 자세의 연결을 시도합니다.

Pigeon Squat

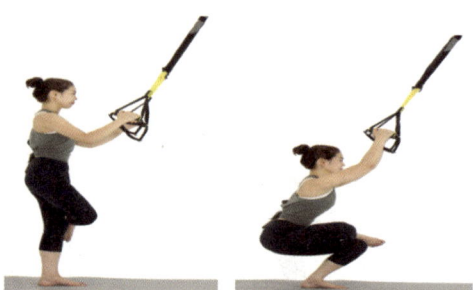

핸들 길이	짧게
반복횟수	각 3-5회

시작 자세 손은 핸들을 잡고 팔을 90도 각도로 구부리고 손바닥은 마주 본 채로 앵커 포인트를 향해 섭니다. 동작을 하는 다리의 발목의 바깥쪽을 안정화하는 다리의 무릎 위에 두면서 다리를 교차합니다.

운동 동작
1. 안정화하는 다리를 굴곡하고 이에 맞추어 팔을 길게 하면서 운동 동작을 시작합니다.
2. 안정화하는 다리를 신전하고 팔을 굴곡하면서 양 핸들을 안정화하는 다리와 같은 쪽의 손에 잡습니다.

Tip 동작을 수행하는 무릎 위에 올리고 있던 다리의 무릎을 외회전 시킨 상태를 유지하며 실시합니다.

응용 자세

Quadriceps Stretch

1. 동작을 하는 발의 바깥 부분을 잡고 척추를 신전하며 dancer의 자세로 움직입니다.
2. 동작을 하는 발을 놓고 양 핸들을 다시 잡으면서 시작 자세로 돌아갑니다.

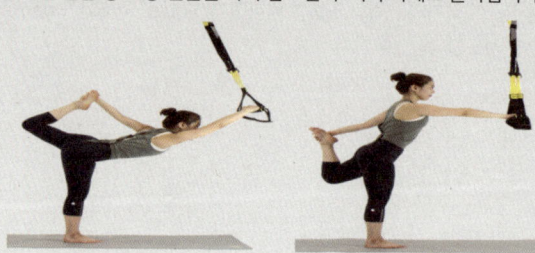

Leg Pull Front

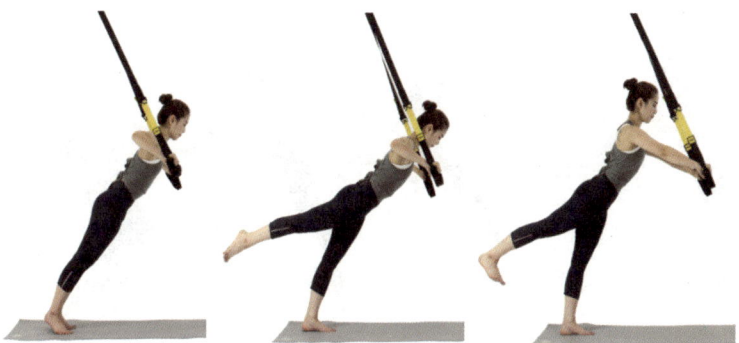

핸들 길이	길게
반복횟수	각 3-5회

시작 자세 경사진 플랭크 자세로 다리는 앵커포인트를 향해 서고 몸의 후면이 앵커포인트를 향하게 합니다. 팔은 어깨너비나 그보다 좁게 해서 팔꿈치를 접어 줍니다. 다리는 신전하며 뒤꿈치를 붙여 들어줍니다.

운동 동작
1. 한쪽 다리를 들어 발끝을 저측굴곡하여 멀리 보냅니다.
2. 발끝을 배측굴곡하여 당기면서 구부렸던 팔을 펴줍니다.

Tip
· 흉곽을 확장시키며 어깨를 멀리해서 날개뼈 라인 아래로 내려가지 않도록 주의하며 실시합니다.
· 특히 한 쪽 다리를 들어올리는 동안 어렵겠지만, 운동 중 골반과 몸통의 안정성을 유지하여야 합니다.

Plie Punch

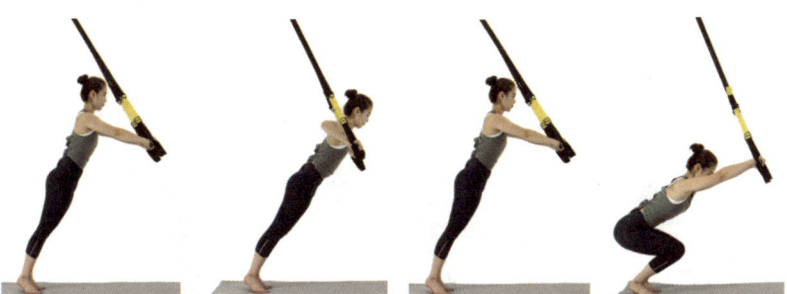

핸들 길이	길게

반복횟수	5-10회

시작 자세	경사진 플랭크 자세로 다리는 앵커포인트를 향해 서고 몸의 후면이 앵커포인트를 향하게 합니다. 팔은 어깨너비나 그보다 좁게 해서 곧게 펴줍니다. 다리는 신전하며 뒤꿈치를 붙여 들어줍니다.

운동 동작	1. 팔꿈치를 접어 몸통의 중심을 앞으로 이동시킵니다. 2. 팔을 신전하면서 시작 자세로 돌아갑니다. 3. 팔을 편 채로 무릎을 굴곡하며 깊은 스쿼트 자세를 합니다. 4. 다리는 신전하고 시작 자세로 돌아갑니다.

Tip	· 동작 내내 핸들을 누르고 줄이 흔들리지 않게 합니다.

Hug a Tree

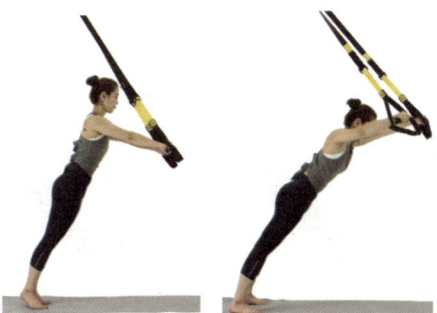

핸들 길이	길게
반복횟수	5-10회
시작 자세	경사진 플랭크 자세로 다리는 앵커포인트를 향해 서고 몸의 후면이 앵커포인트를 향하게 합니다. 팔은 어깨너비 그보다 좁게 해서 폅니다. 다리는 신전하며 뒤꿈치를 붙여 들어줍니다.
운동 동작	1. 수평으로 팔을 외전하면서 동작을 시작합니다. 2. 수평으로 팔을 내전하면서 시작 자세로 돌아갑니다.
Tip	· 주변 시야에 손이 보일 정도로만 넓게 팔을 벌리고, 손목을 중립상태로 유지합니다. · 척추와 골반은 중립으로하고 견갑골을 안정화 합니다.

응용 자세

Straight Forward　　　Triceps Extension

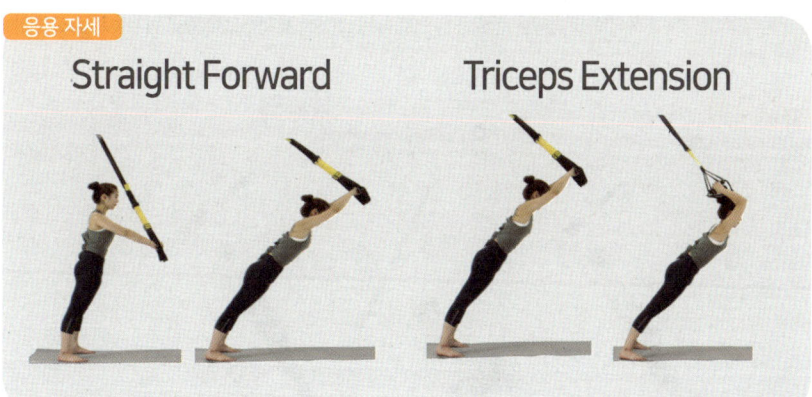

Suspension Pilates

Roll Out Circles

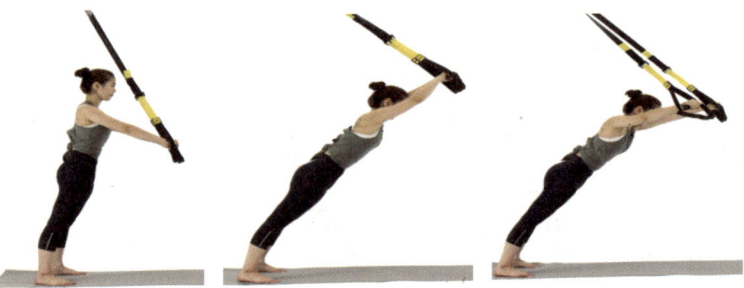

핸들 길이	길게
반복횟수	각 3-5회
시작 자세	몸의 후면이 앵커 포인트를 마주보고 발은 앵커 포인트를 향해서 머리는 앵커포인트와 멀리하여 기울어진 플랭크 자세로 섭니다.
운동 동작	1. 핸들을 가볍게 잡고 팔을 곧게 펴서 머리 위로 올립니다. 2. 몸은 플랭크 포지션으로 몸은 가슴이 지면을 향하게 긴 대각선으로 앵커 포인트에서 멀리 떨어져 섭니다. 3. 척추와 골반 그리고 견갑골을 안정화 합니다.
Tip	· 흉곽을 커지게 하거나 견갑라인이 내려가지 않게 합니다. · 중립적인 경추 포지션을 유지하는데 도움이 되도록 "목 뒤에 주름이 생기지 않도록 하세요" 큐를 줍니다. · 동작이 힘들 때에는 한발을 앞으로 하는 off set 포지션으로 발을 위치시켜 강도를 낮춥니다.

응용 자세

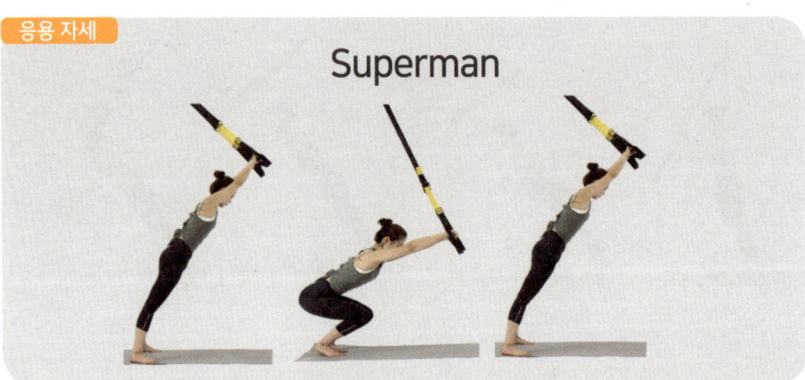

Superman

X Squat

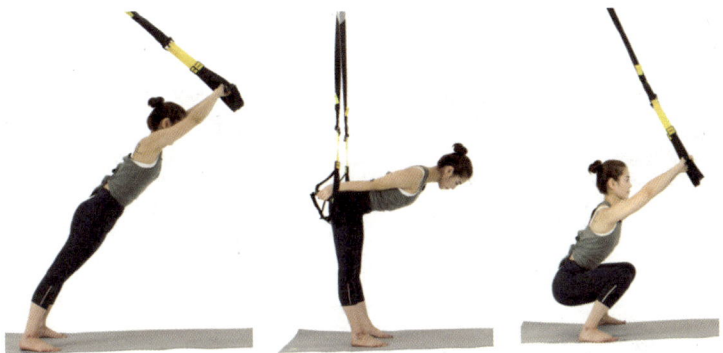

핸들 길이	짧게
반복횟수	4-10회

시작 자세 핸들을 가볍게 잡고 팔을 곧게 펴서 머리 위로 올립니다. 몸은 플랭크 포지션으로 가슴이 지면을 향하게 긴 대각선으로 앵커 포인트에서 멀리 떨어져 섭니다. 척추와 골반 그리고 견갑골을 안정화 합니다.

운동 동작
1. 힙 힌지 자세로 standing child's pose를 만들고 팔은 원을 그리고 내리면서 몸 뒤로 보내며 동작을 시작합니다.
2. 무릎을 굴곡하며 "sumo squat" 자세로 낮추고 팔은 원을 그리며 뻗고 올립니다.
3. 다리를 신전하고 팔은 몸 뒤로 보내면서 standing child's pose로 돌아갑니다.
4. 원을 그리며 팔을 뻗고 올리고 몸을 시작 자세로 되돌립니다.

Tip
- 운동 내내 척추 중립을 유지합니다.
- 다음 동작으로 넘어가기 전에 몸이 각 동작의 움직임을 느끼게 합니다.
- 어깨의 안정화를 보조하기 위해서 운동 내내 핸들을 누릅니다.

Coordination

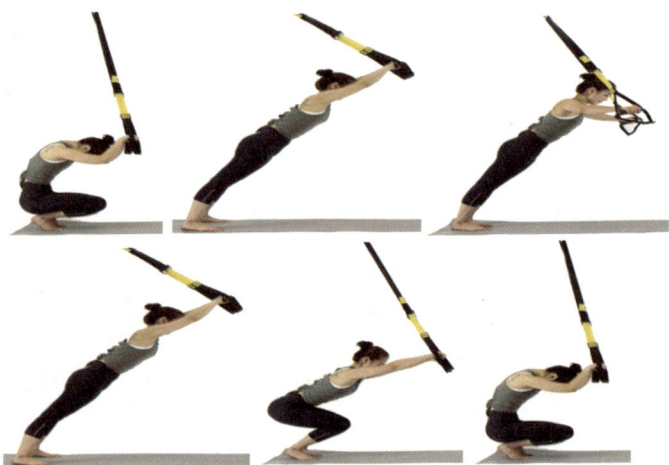

핸들 길이	길게
반복횟수	각 3-5회
시작 자세	앵커 포인트를 등지고 뒤꿈치를 들고 C-커브로 몸을 만들어줍니다.
운동 동작	1. 핸들을 앞으로 밀면서 몸통을 일직선으로 만들어 줍니다. 2. 팔꿈치를 펴 원을 그리면서 핸들을 어깨 높이까지 내려줍니다. 3. 다시 머리 위로 반원을 그려 줍니다. 4. 무릎을 굴곡하여 스쿼트 자세를 만들어 줍니다. 5. 처음 시작자세로 돌아갑니다.
Tip	· 흉곽을 커지게 하거나 견갑라인이 내려가지 않게 합니다. · 운동동작 내내 뒤꿈치를 들어 까치발 동작을 유지합니다. · 척추와 골반 견갑골의 안정화를 유지할 수 있을만큼 중간선에서 최대한 멀리 떨어졌을 때 팔을 벌려야 합니다.

Punching Prep Lunge Row Rotation

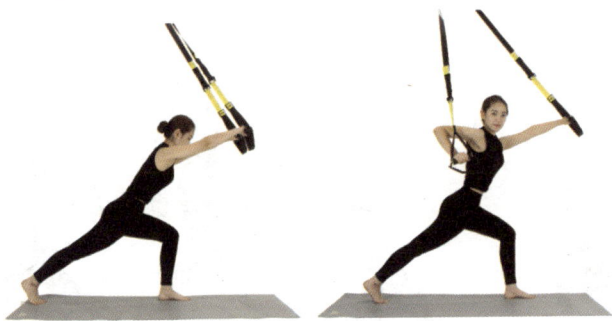

핸들 길이	길게
반복횟수	각 10회
시작 자세	앵커의 반대편을 바라본 자리에서 핸들을 잡고 한발을 앞으로 디뎌 런지 포지션을 만들어줍니다.
운동 동작	1. 한쪽 팔을 당기고 반대쪽 팔을 뻗으면서 상체의 회전을 만들어줍니다. 2. 호흡을 들이마시며 시작자세로 돌아가 반대쪽 방향으로 실시합니다.
Tip	· 몸통을 구부러진 팔쪽으로 회전시키는 것을 기억합니다.

응용 자세

Punching Row Rotation

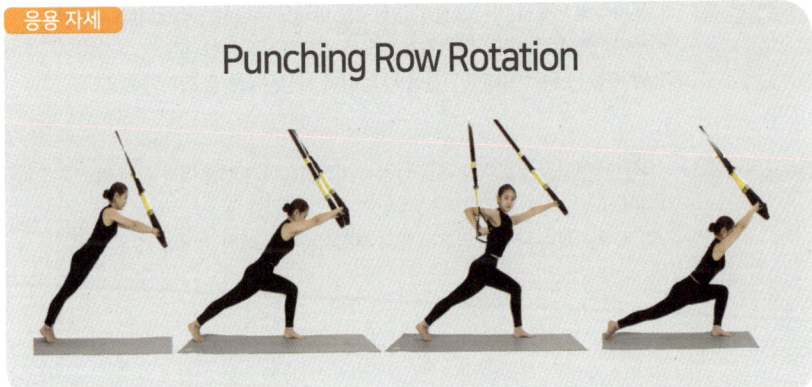

Front Split Strech

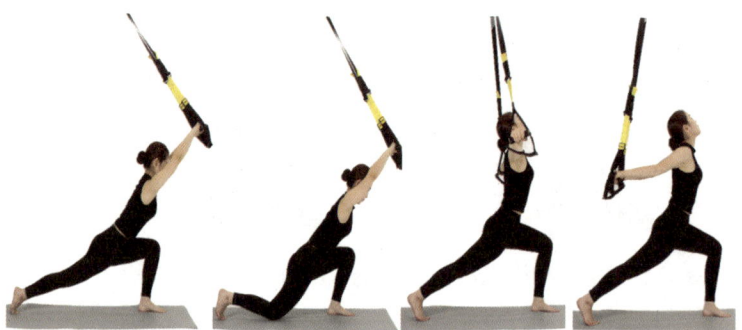

핸들 길이	길게
반복횟수	각 3-5회

시작 자세 뒷다리를 곧게, 앞다리를 구부린 상태에서 런지 자세를 취합니다. 발을 앵커 포인트 쪽으로 돌려서 몸을 앵커 포인트에서 떨어지게 합니다. 다리는 평행하고 엉덩이와 골반에 평평하게 합니다. 어깨와 가슴의 유연성에 따라 팔은 곧게 펴고 손바닥은 눈높이보다 더 높여줍니다. 척추와 골반의 중립을 유지하고, 척추는 안정화 합니다.

운동 동작
1. 뒷다리의 무릎을 바닥에 붙이고 상체를 아래로 지그시 눌러줍니다.
2. 뒷다리를 신전시키면서 양팔을 옆으로 평행하게 회전합니다.
3. 양 팔을 몸 뒤로 보내고 가슴을 활짝 열어 시선은 하늘을 향하게 합니다.

Tip
· 운동 중 핸들을 누르며 어깨를 안정시키고 가슴과 어깨를 더욱 깊게 펴도록 도와줍니다.
· 이 동작은 횟수 사이에 멈추지 않고 부드러운 스트레칭 이어야 합니다.

Front Split with Rotation

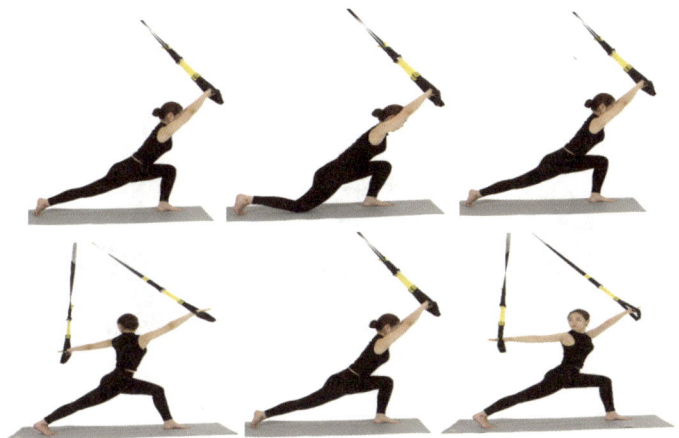

| 핸들 길이 | 길게 |

| 반복횟수 | 각 3-5회 |

| 시작 자세 | 뒷다리를 곧게, 앞다리를 구부린 상태에서 런지 자세를 취합니다. 발을 앵커 포인트 쪽으로 돌려서 몸을 앵커 포인트에서 떨어지게 합니다. 다리는 평행하고 엉덩이와 골반에 평평하게 합니다. 어깨와 가슴의 유연성에 따라 팔은 곧게 펴고 손바닥은 눈높이보다 더 높여줍니다. 척추와 골반의 중립을 유지하고, 척추는 안정화 합니다. |

| 운동 동작 |
1. 무릎이 땅에 닿도록 뒷다리를 구부려 운동을 시작합니다
2. 뒷다리를 신전하여 시작 자세로 돌아갑니다.
3. 구부린 다리를 펴는 동시에 왼쪽으로 몸통을 회전합니다.
4. 다시 시작자세로 돌아옵니다.
5. 오른쪽도 같은 방법으로 운동을 진행해줍니다.
6. 다시 시작 자세로 되돌립니다. |

| Tip |
· 몸통을 회전할 때 골반의 동적 안정성을 유지합니다.
· 운동 중 핸들을 누르며 어깨를 안정시키고 가슴과 어깨를 더욱 깊게 펴도록 도와줍니다 |

Front Split

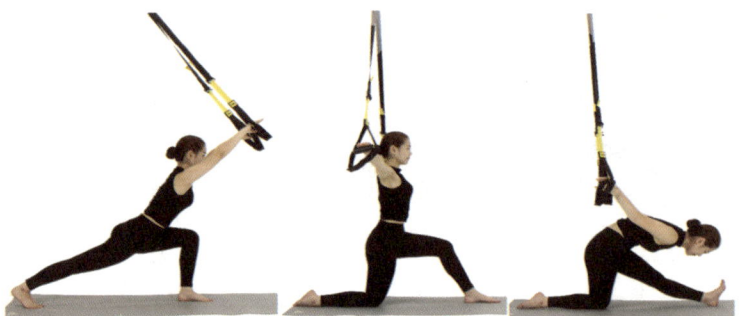

핸들 길이	길게

반복횟수	4-6회

시작 자세 뒷다리를 곧게, 앞다리를 구부린 상태에서 런지 자세를 취합니다. 발을 앵커 포인트 쪽으로 돌려서 몸을 앵커 포인트에서 떨어지게 합니다. 다리는 평행하고 엉덩이와 골반에 평평하게 합니다. 어깨와 가슴의 유연성에 따라 팔은 곧게 펴고 손바닥은 눈높이보다 더 높여줍니다. 척추와 골반의 중립을 유지하고, 척추는 안정화 합니다.

운동 동작
1. 뒷다리를 바닥에 접고, 양팔을 몸통 옆으로 핸들을 가지고 옵니다.
2. 양 팔을 몸통 뒤로 보내며 상체를 숙여 앞에 나와있던 다리의 무릎관절을 신전시켜 햄스트링을 충분히 스트레치 한 뒤 제자리로 돌아옵니다. 이때 햄스트링 스트레치 자세를 잠시 유지합니다.

Tip
· 운동 내내 핸들에 압력을 줘 어깨를 안정시키고 가슴과 어깨를 더욱 깊게 펴도록 도와줍니다.

Standing Ab Prep

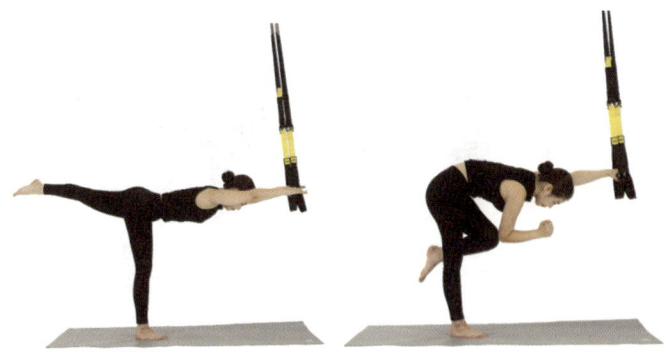

| 핸들 길이 | 짧게 |

| 반복횟수 | 각 3-5회 |

| 시작 자세 | 앵커포인트에서 멀리 떨어져서 팔을 90도로 허리를 구부리고 팔은 어깨 너비를 벌리고 왼손으로 핸들을 다 잡습니다. 어깨, 몸통, 엉덩이, 골반이 바닥에 직각으로 정렬합니다. 다리는 곧고 평행하게 하며, 발목은 저측굴곡으로 구부립니다. 척추와 골반을 안정화 합니다. |

| 운동 동작 | 1. 들고 있던 다리와 반대쪽 손을 대 굴곡하여 터치해줍니다.
2. 구부렸던 팔꿈치와 무릎을 피면서 다시 처음 자세로 돌아 갑니다. |

| Tip | · 지지하는 팔을 길게 유지하여 내려앉지 않도록 안정화 합니다. |

Twinkle Star

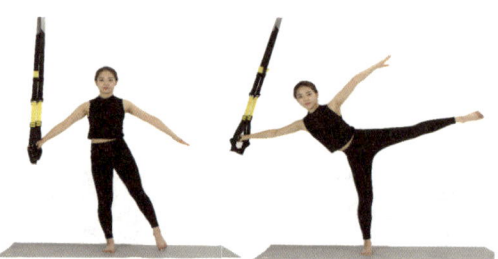

핸들 길이	짧게
반복횟수	5-10회

시작 자세 몸의 한쪽 면을 앵커 포인트를 향해 "star" 자세로 옆을 보면서 섭니다. 손을 펴고 외전한 채로 핸들을 잡고 앵커포인트에 최대한 가까이 합니다.

운동 동작
1. 핸들을 잡고 있던 손을 바깥쪽으로 밀어 내면서 반대쪽 다리와 손을 들어 올립니다.
2. 동작을 하는 팔과 다리를 내리면서 시작 자세로 돌아갑니다.

Tip
- 지지하는 팔의 어깨를 안정화하기 위해서 동작 내내 핸들을 누르고, 동작 내내 척추와 골반의 중립을 유지합니다.
- 동작을 하는 다리와 팔을 같은 속도와 리듬으로 내전과 외전을 할 수 있게 조화롭게 움직입니다.

응용 자세

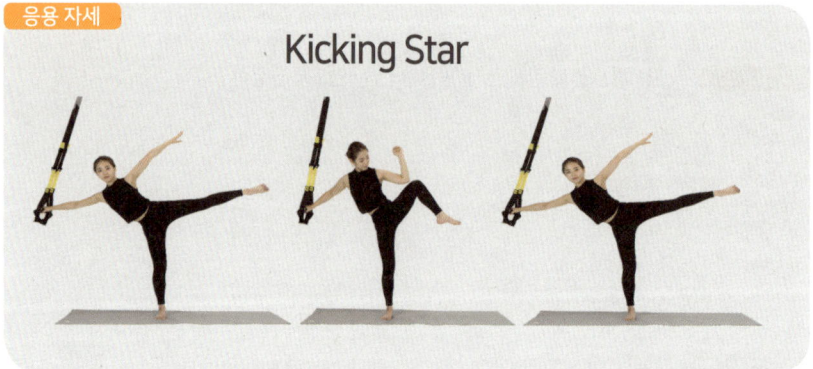

Kicking Star

Star Side Kick

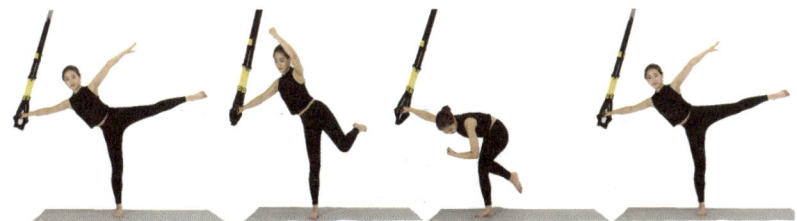

핸들 길이	짧은 핸들 및 단일 핸들 모드(SHM)
반복횟수	각 3-5회
시작 자세	몸의 한쪽 면을 앵커 포인트를 향해 "star" 자세로 옆을 보면서 섭니다. 손을 펴고 외전한 채로 핸들을 잡고 앵커포인트에 최대한 가까이 합니다. "star"자세에서 척추와 골반의 중립을 유지하고 견갑골이 안정화되는 한 다리는 무릎이 전면을 향하도록 유지하고 팔은 외전된 채로 앵커포인트에서 최대한 멀리합니다.
운동 동작	1. 한쪽 팔을 사선으로 뻗었다가 한쪽 무릎을 구부리면서 팔과 다리의 팔꿈치와 무릎이 자연스럽게 닿도록 합니다. 2. 구부려던 팔꿈치와 무릎을 뻗으며 역순으로 시작자세로 돌아갑니다.
Tip	· 균형과 안정성을 위해 연습 내내 핸들에 압력을 가합니다. · 척추를 구부리고 회전할 때 무릎을 향해 팔꿈치가 닿게 합니다.

응용 자세

High/Low Star Crunch

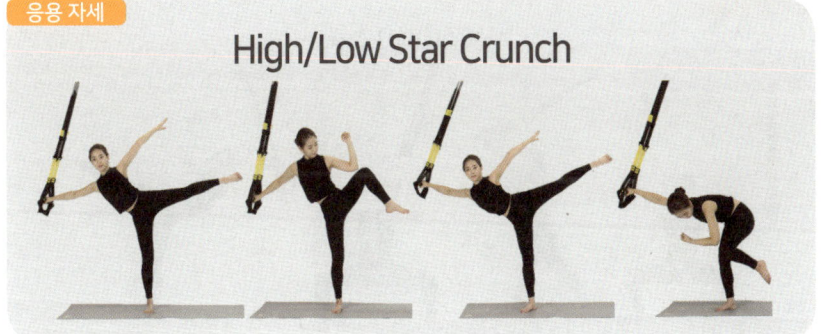

Twisted Plie

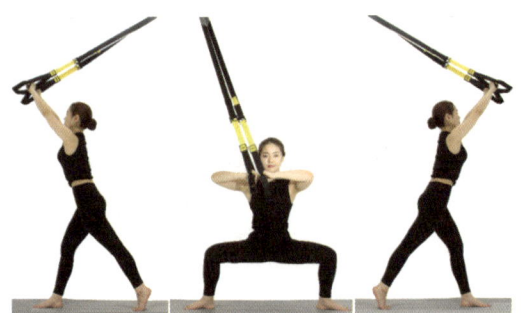

핸들 길이	길게
반복횟수	각 방향으로 5-10회
시작 자세	후면을 앵커포인트에 위치하고 팔은 하늘방향으로 올려줍니다. 한쪽다리는 앞에, 반대쪽 다리는 뒤쪽으로 뻗어 뒤꿈치를 들어줍니다.
운동 동작	1. 앞발은 뒤꿈치가 축이 되고 뒤쪽발은 앞꿈치가 축이되어 회전합니다. 2. 정면을 바라보며 다리를 벌린 상태에서 자세를 낮추고 반대쪽 방향으로 동작을 수행 합니다.
Tip	· 팔을 구부리고 손은 흉골 앞에 둡니다. · 뒤쪽 발을 축으로 회전하고 몸통의 회전을 활성화하기 위해서 바닥을 밀어냅니다. · 복사근의 참여에 집중하며 전체 몸통과 골반을 회전 합니다.

응용 자세

Shooting Star

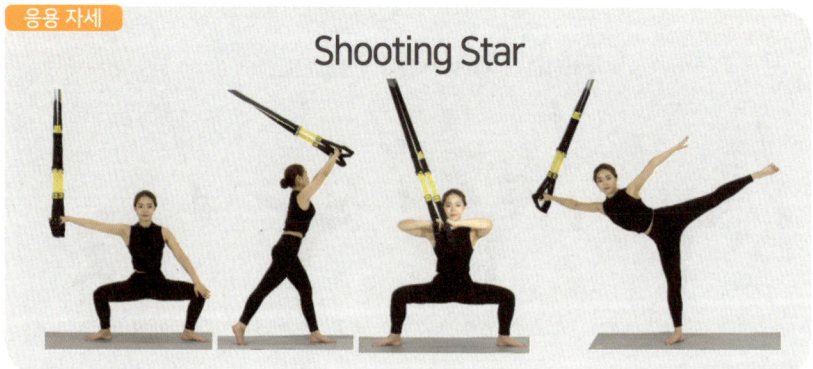

Scapular Isolations

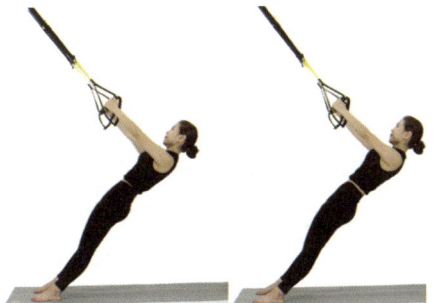

핸들 길이	중간
반복횟수	각 3-5회
시작 자세	팔은 곧게 핸들을 잡습니다. 몸은 플랭크 포지션으로 앵커포인트로부터 멀리 떨어져서 기울여져 있는 포지션으로 합니다. 척추와 골반의 중립을 유지하고 견갑골을 안정화 합니다.
운동 동작	1. 호흡을 마시며 견갑골을 후인시키고, 내쉬며 견갑골의 중립으로 돌아갑니다. 2. 호흡을 내쉬며 견갑골을 전인시키고, 마시며 갑골의 중립으로 돌아갑니다.
Tip	· 팔꿈치를 구부리거나 과하게 펴지 않도록 주의하며, 견갑골을 고립시켜 움직입니다. · 견갑골을 후인시킬 때는 척추에 가깝게 하고 전인시킬 때는 척추에서부터 멀어지도록 합니다.

응용 자세

Standing Low Row

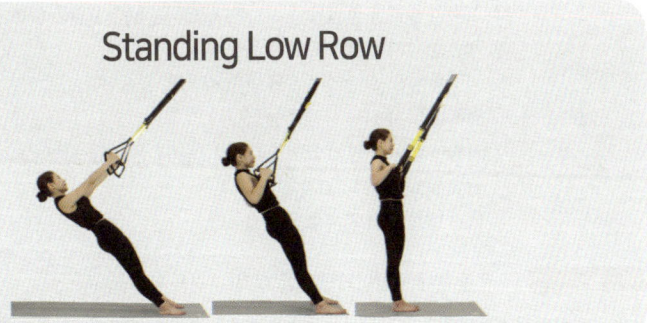

Front Ballet Stretch

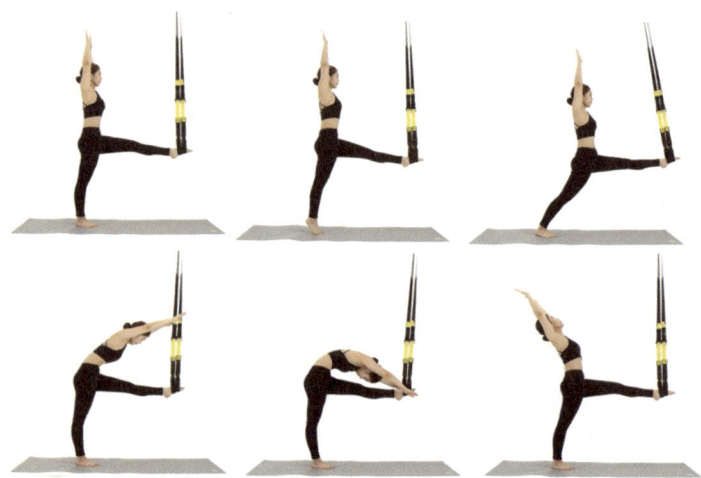

핸들 길이	2/3길이 (유연성에 따라 다름).
반복횟수	각 3-5회
시작 자세	양쪽 풋크래들에 한 발을 두고, 앵커 포인트 바로 아래에 위치합니다. 팔은 곧게 손바닥이 안쪽을 향하도록 머리 위로 뻗습니다. 척추와 골반의 중립을 유지하고, 척추는 안정화 합니다.
운동 동작	1. 지지하는 다리의 뒤꿈치를 들고 운동을 시작합니다 2. 뒤꿈치를 내리고 풋크래들의 다리를 앞으로 밀어줍니다. 3. 척추와 골반을 중립으로 유지한채, 체중을 앵커포인트 전방으로 이동합니다. 4. 체중을 다시 시작 위치로 이동합니다. 5. 척추를 앞으로 구부려 발을 향해 양 팔을 뻗습니다. 6. 척추를 다시 시작 자세로 늘립니다. 7. 가슴을 천장을 향해 들어올리면서 동시에 손을 뻗습니다 흉부 확장을 원활히 하기 위해 팔을 약간 더 넓게 펼칩니다. 8. 몸과 팔을 시작 자세로 되돌립니다.
Tip	· 운동 내내 엉덩이와 골반을 직각, 수평을 유지합니다.

Mermaid Squat

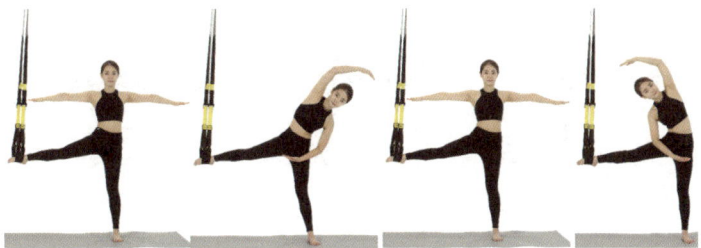

| 핸들 길이 | 2/3길이 (유연성에 따라 다름). |

| 반복횟수 | 각 3-5회 |

| 시작 자세 | 한쪽 발을 풋 크래들 위에 올려놓고 무릎은 위를 향하게 하며 양팔은 어깨높이로 넓게 벌려줍니다. |

| 운동 동작 |
1. 스트랩쪽 팔은 머리 위로, 반대쪽 팔은 몸쪽으로 팔꿈치를 구부리며 움직입니다.
2. 팔이 위로 향하고 있는 쪽의 광배근을 상체를 측면으로 굴곡시키며 늘려줍니다.
3. 수행했던 자세를 역행하며 시작 자세를 만듭니다.
4. 반대쪽 방향으로 상체를 구부리면서 팔의 회전 방향을 바꾸어 실시합니다.

| Tip |
· 풋 크래들 위의 다리에 압력을 유지합니다.
· 골반의 틀어짐과 상체의 틀어짐 현상을 주의하며 동작을 수행합니다.

Standing Side Split Cross Touch

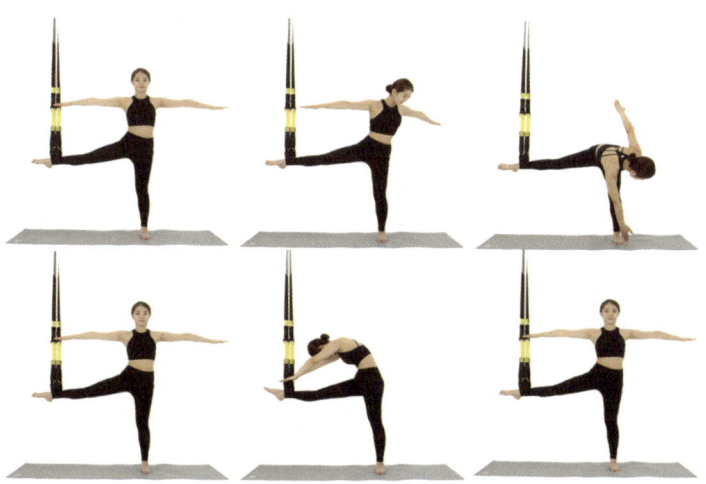

핸들 길이	2/3길이 (유연성에 따라 다름).

반복횟수	각 3-5회

시작 자세	한발은 발목을 풋크래들에 놓고 앵커포인트 바로 아래 위치합니다. 남은 한발은 지면에 지지하고 양손을 벌려서 시작합니다. 척추와 골반의 중립을 유지해 안정화합니다.

운동 동작
1. 몸통을 한쪽 방향으로 회전시켜 운동을 시작합니다
2. 핸들 쪽 손을 상체를 구부려 발끝을 터치하고 동시에 반대쪽 팔은 몸 뒤쪽으로 들어 올립니다.
3. 상체를 들어 올리면서 양손을 시작 자세로 돌아 갑니다.
4. 핸들 쪽으로 상체를 회전시켜 양손을 모아서 발끝을 터치 합니다.
5. 팔을 벌리면서 상체를 회전시켜 시작 자세로 돌아갑니다.

Tip
· 편측 다리에 닿기 전 항상 척추의 수직을 유지하여 본 자세로 돌아갑니다.

Picking Flowers

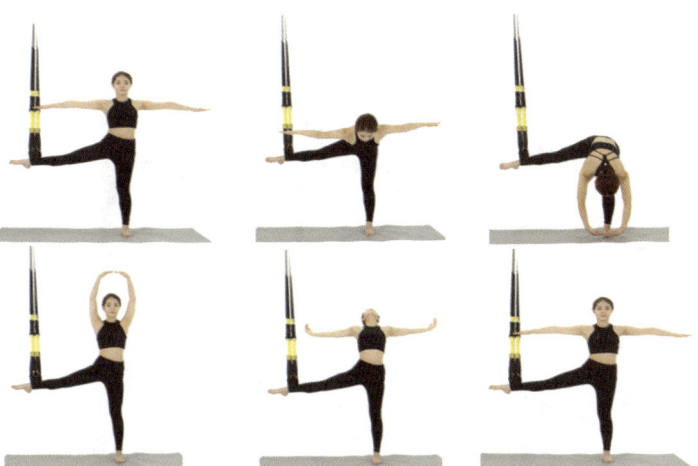

핸들 길이	2/3길이 (유연성에 따라 다름).
반복횟수	각 3-5회
시작 자세	한발은 발목을 풋크래들에 놓고 앵커포인트 바로 아래 위치합니다. 남은 한발은 지면에 지지하고 양손을 벌려서 시작합니다.
운동 동작	1. 척추와 골반을 중립으로 하며 골반을 앞으로 하여 운동을 시작합니다 2. 고개를 숙이며 척추를 구부리고 양손을 모아주면서 앞으로 숙입니다. 3. 상체를 들어올리면서 양손을 유지한 상태로 머리 위로 들어 올립니다. 4. 흉부를 천장까지 열고 동시에 팔을 측면으로 벌리고 흉부 확장을 들어갑니다. 5. 손바닥을 회전시키며 척추와 골반이 중립인 상태에서 시작 위치로 돌아갑니다.
Tip	· 운동을 하는 동안 체간이 밀리지 않도록 다리를 곧게 뻗고풋크래들에 압력을 유지하며 실시합니다.

Mermaid Lunge

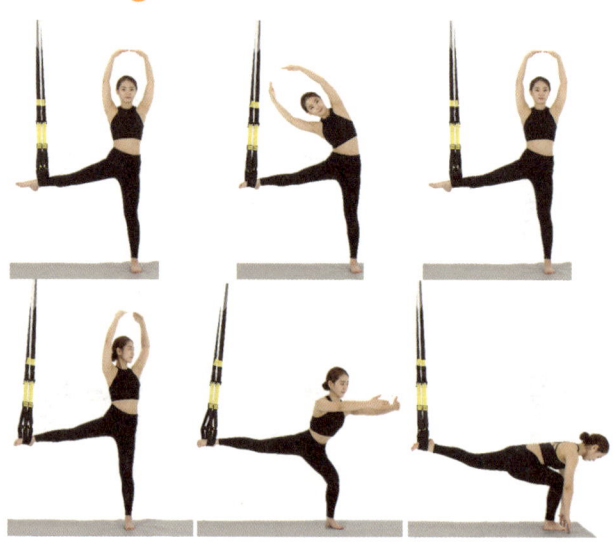

핸들 길이	2/3길이 (유연성에 따라 다름).
반복횟수	각 3-5회
시작 자세	한발을 발목을 풋크래들에 놓고 앵커포인트 바로 아래 위치합니다. 남은 한발은 지면에 지지하고 양손을 벌려 시작합니다.
운동 동작	1. 양쪽 팔을 머리 위로 유지하면서 핸들을 향해 측면으로 굴곡하여 이동합니다. 2 다시 시작 위치로 돌아갑니다. 3 앵커 포인트에서 멀리 회전합니다. 4. 안정화 다리를 살짝 구부리고 양손은 시선의 정면을 향하게 합니다. 5. 받치는 쪽 다리 방향으로 완전히 회전하여 양손은 바닥을 향하고 풋크래들의 다리와 상체가 수평을 이루게 합니다. 6. 풋 크래들 안으로 압력을 넣어 엉덩이 굽힙근을 더욱 깊이 스트레치 합니다. 7. 시작 위치로 돌아가기 위해서, 상체를 회전 하며 들어 올립니다. 동시에 처음자세로 돌아옵니다.
Tip	· 척추의 정렬을 유지하며 실시합니다. · 런지동작시에 안정화 다리의 발은 지면을 강하게 눌러주며 실시합니다.

One Leg Pressing

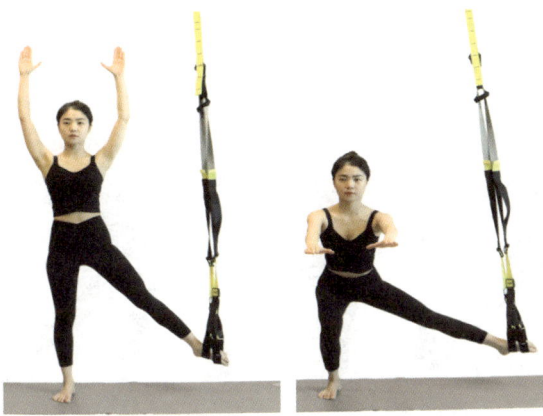

핸들 길이	길게
반복횟수	각 5-10회

시작 자세   양 풋 크래들안에 한 발을 걸고 팔은 귀 옆으로 손바닥이 보이도록 뻗어줍니다. 팔은 길게 귀 옆의 머리 위에 둡니다.

운동 동작
1. 풋 크래들을 옆으로 밀면서 힌지 동작을 하면서 동시에 두손을 어깨 높이로 내려 줍니다.
2. 구부렸던 다리를 펴면서 양손을 머리 위로 들어 올려 다시 처음 자세로 돌아옵니다.

Tip
· 풋크래들의 다리를 쭉펴고 활동하여, 풋 크래들에 압력을 유지합니다.
· 시작 위치로 돌아오면 뒤꿈치를 밀어 올리고, 고관절 신전들을 되돌아오는데 사용할 수 있도록 집중합니다.

Standing Mermaid

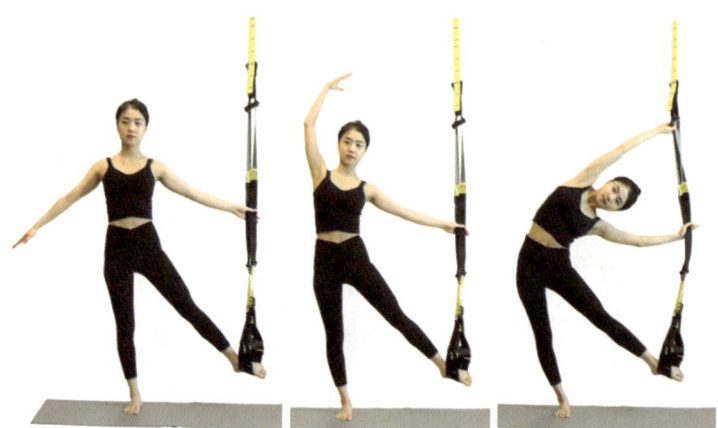

핸들 길이	길게
반복횟수	5-10회

시작 자세 풋 크래들안에 한 발을 걸고 한 손은 서스펜션을 가볍게 잡아 줍니다. 척추와 골반의 중립을 유지하고, 견갑골을 안정화 합니다.

운동 동작
1. 서스펜션을 잡지 않은 손을 머리 위로 뻗어줍니다.
2. 서스펜션을 잡고 몸통의 측면을 굴곡하여 줍니다.

Tip
· 동작을 하는 동안 핸들에 압력을 가하여 흔들리지 않도록 합니다.
· 핸들을 바깥쪽으로 당기는 동시에 팔을 핸들쪽으로 뻗습니다.
· 위로 올라갔다가 최대 길이까지 도달했을 때, 측면 굴곡 시작 합니다.

Straight Back

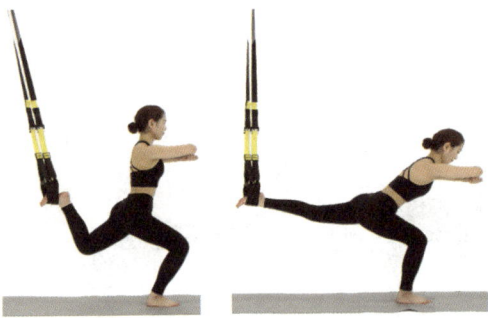

핸들 길이	2/3길이 (유연성에 따라 더 길게)
반복횟수	각 3-5회
시작 자세	풋크래들에 한 쪽 발등으로 지지하여 앵커포인트 반대방향을 바라보며 위치합니다. 양팔을 포개어 앞으로 나란히 하고 다리를 구부려 균형을 잡아줍니다.
운동 동작	1. 핸들에 위치한 다리를 펴 뒤로 밀어주고 상체는 앞으로 숙여줍니다. 2. 핸들에 위치한 다리를 구부리며 다시 시작 위치로 돌아갑니다.
Tip	· 연습 내내 척추와 골반을 중립으로 유지합니다. · 제스처 다리를 구부릴 때 풋 크래들을 아래로 눌러 추가 저항을 생성합니다.

응용 자세

Pilates Burpee Prep

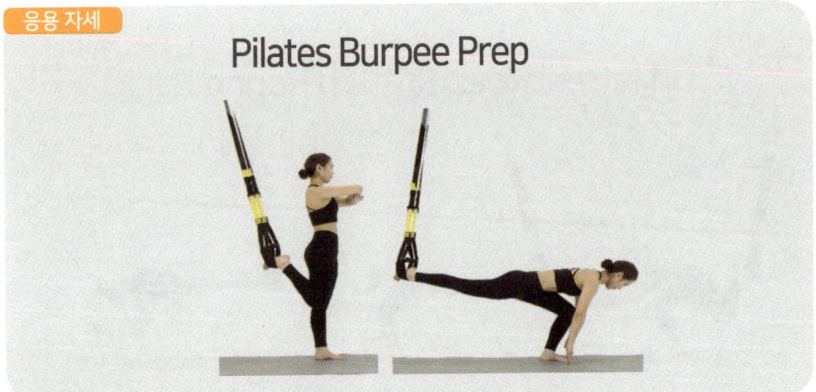

Straight Back Knee Stretch Hands Down

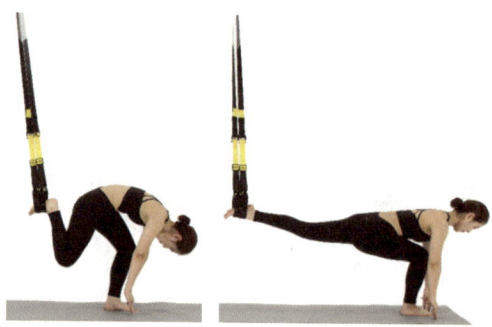

핸들 길이	길게
반복횟수	4-6회
시작 자세	풋크래들에 한쪽 발등으로 지지하여 앵커포인트 반대방향을 바라보며 위치합니다.
운동 동작	1. 앵커 반대방향을 바라보고 한발을 풋크래들에 걸어 뒤로 쭉 뻗고 양 손은 바닥을 짚어 균형을 잡은 자세로 준비합니다. 2. 이때 고관절 굴곡근이 충분히 늘어나는 것을 느끼도록 골반은 아래방향으로 지그시 눌러줍니다. 3. 무릎을 몸쪽으로 당긴 뒤 제자리로 돌아갑니다.
Tip	· 요추에 무리가 가지 않도록 주의하고 고관절 굴곡근이 스트레치되기 위하여 골반을 후방경사하여 실시합니다.

응용 자세

Unilatreal Knee Stretch Round Back

Single Thigh Stretch Prep with Rotation

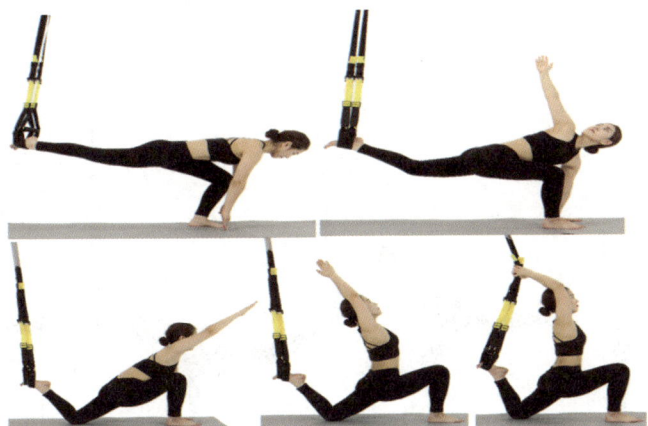

핸들 길이	2/3 ~ (유연성에 따라 더 길게)
반복횟수	각 3-5회
시작 자세	한쪽 발을 풋크래들에 두고 런지 자세에서 상체를 숙이고 양손을 바닥에 두고 뒷다리를 뻗고 시작 자세를 취합니다.
운동 동작	1. 시작자세에서 한 손을 하늘방향으로 향하며 상체를 회전합니다. 2. 회전하며 뻗었던 손을 다시 제자리로 돌아오며 앵커포인트 반대방향의 대각선상으로 뻗어 주며 핸들에 지지하는 다리를 굴곡하여 무릎을 땅에 지지합니다. 3. 무릎을 바닥에 두고 지지한 상태에서 양손을 합장하여 시선과 함께 상체를 신전합니다. 4. 양손으로 서스펜션을 잡고 머리쪽을 향해 당겨서 핸들에 위치한 다리의 고관절 굴곡근을 스트레치 합니다.
Tip	· 엉덩이와 골반을 반듯이 하고 수평을 유지할 만큼만 앞다리를 뻗습니다. · 블록이나 소도구를 사용하여 무릎아래 받쳐 주면 더 효과적으로 스트레칭 시킬수 있습니다.

Back Ballet Stretch

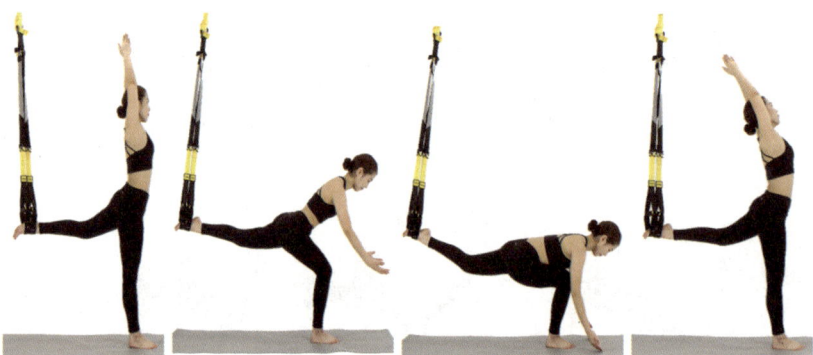

핸들 길이	2/3길이 (유연성에 따라 다름).
반복횟수	각 3-5회
시작 자세	풋크래들에 한쪽 발등으로 지지하고 앵커포인트 반대방향을 바라보며 위치합니다. 손바닥이 마주 볼 수 있도록 두 손을 붙여 머리위로 곧게 뻗어줍니다.
운동 동작	1. 지지하는 다리를 뒤로 이동시키는 동시에 팔을 아래로 내리며 손바닥을 앞으로 돌려 운동을 시작합니다 2. 지지하는 다리를 펴고 두 팔을 앞뒤로 뻗어 시작 자세로 돌아갑니다. 3. 흉추를 확장하고 팔을 약간 벌려 흉추의 신전을 용이하게 합니다. 4. 몸과 팔을 다시 시작 자세로 되돌립니다.
Tip	· 다리를 뒤로 뻗으며 런지 동작을 하는 중에 흉추가 길어지도록 하고 앞으로 구부려지지 않게 합니다.

Pilates Burpee

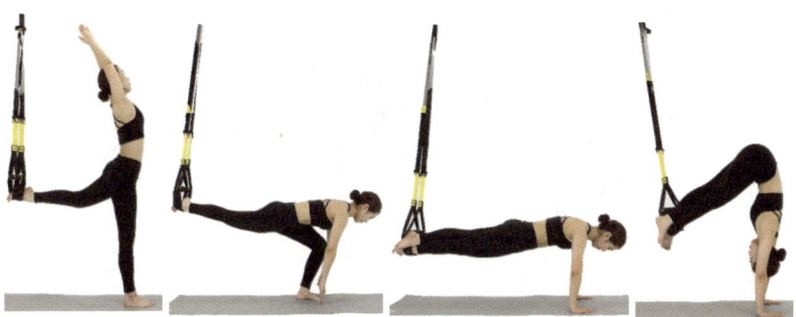

핸들 길이	짧게
반복횟수	5-10회
시작 자세	풋크래들에 한쪽 발등으로 지지하고 앵커포인트 반대방향을 바로보며 양손을 머리 위로 들어 올리고 곧게 뻗어 줍니다.
운동 동작	1. 지지하는 다리 무릎을 굽히고, 두 손을 발앞으로 가져와 바닥을 짚습니다. 2. 굽힌 다리를 풋크래들이에 걸어둔 다리위로 올리면서 플랭크 자세를 합니다. 3. 고관절을 굴곡하여 파이크 자세를 만들어줍니다.
Tip	· 동작을 하는 동안 핸들에 압력을 주며, 흔들리지 하지 않도록 주의합니다. · 플랭크 동작 상태일 때, 다리를 핸들 위에 교차합니다. · 파이크 자세 동안 척추와 골반을 중립으로 유지합니다.

Pull Up

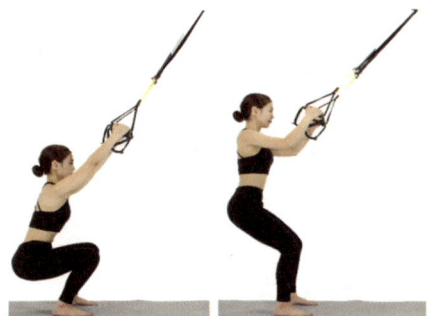

핸들 길이	짧게
반복횟수	각 3-5회

시작 자세 몸이 앵커 포인트를 향한 상태에서 뒤로 몇 인치 떨어져 위치하고 스쿼트 상태에서 손바닥이 서로 마주보게 핸들을 잡습니다.

운동 동작
1. 스쿼트 상태에서 몸의 무게를 핸들에 지지 합니다.
2. 양팔을 당겨 몸통을 일으킵니다.
3. 팔을 뻗고 무릎을 구부려 시작 위치로 돌아갑니다.

Tip
· 운동 내내 팔을 다리보다 더 많이 사용합니다.
· 팔을 굽힐때 어깨 날을 아래 엉덩이쪽으로 미끄러뜨리는 것을 고려합니다.

응용 자세

One Leg Lifted Pull Up

One Arm Rotation Pull Up

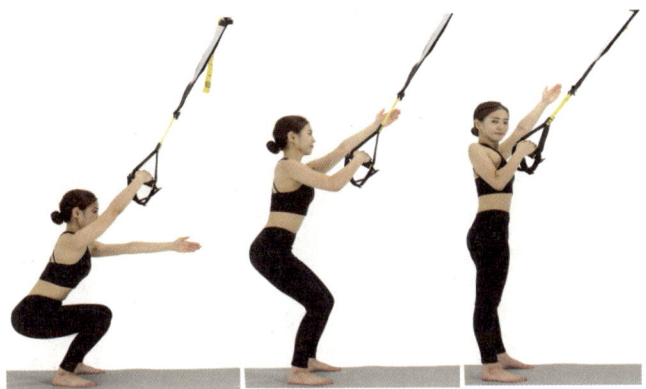

핸들 길이	가능한 짧으며 단일 핸들 모드(SHM)
반복횟수	각 3-5회

시작 자세 몸이 앵커 포인트를 향한 상태에서 뒤로 몇 인치 떨어져 위치하고, 스쿼트 자세에서 한 손은 핸들을 잡고 있고 다른 한 손은 손바닥이 서스펜서를 스치듯 잡아줍니다.

운동 동작
1. 스쿼트 상태에서 몸의 무게를 핸들에 지지 합니다.
2. 한팔을 당겨 몸을 일으키며 동시에 다른 한 손은 정면을 향해 뻗어줍니다.
3. 핸들에 지지한 팔을 뻗으며 무릎을 구부려 시작 위치로 돌아갑니다.

Tip
· 골반에서 역동적인 안정성을 유지하면서 몸통을 회전시킵니다
· 회전 중에 움직이는 팔 을 들어 올리고 손을 앞으로 뻗습니다.

코어와 근력강화를 위한 서스펜션

서스펜션 필라테스 교과서 Suspension Pilates

Sitting
(34가지)

Sit-Up Combo Bilateral

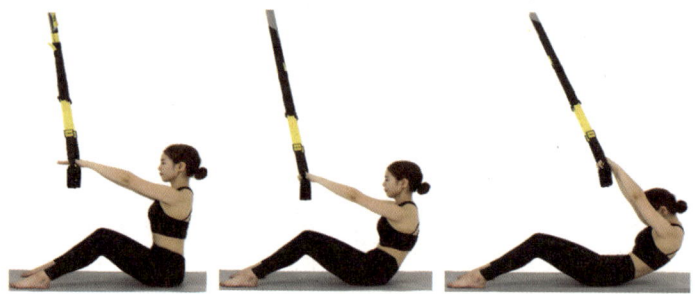

핸들 길이	핸들이 어깨 높이보다 약간 높은 곳에 위치함
반복횟수	5-10회
시작 자세	몸과 함께 앵커 포인트 쪽으로 앉고 팔 길이만큼 떨어져 있어야 합니다. 팔은 뻗고 손은 핸들을 잡고 있습니다. 다리는 구부리고 앵커 포인트 바로 아래 평행하게 매트에 발을 평평하게 둡니다. 그리고 척추와 골반의 중립을 유지합니다.
운동 동작	1. 척추를 구부리고 앵커 포인트로부터 뒤로 굴곡하여 운동을 시작합니다. 2. 흉추 하부가 닿을 때까지 계속 롤백합니다. 3. 흉추 하단이 매트에 닿으면 매트를 따라 다시 위로 굴러서 올라옵니다.
Tip	· 손과 팔에 압력을 가하며, 발 뒤꿈치를 매트 위에 계속 둡니다.

응용 자세

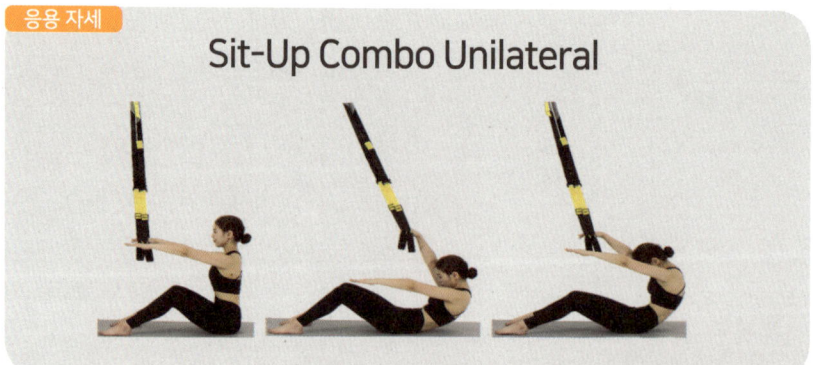

Pike/Extension

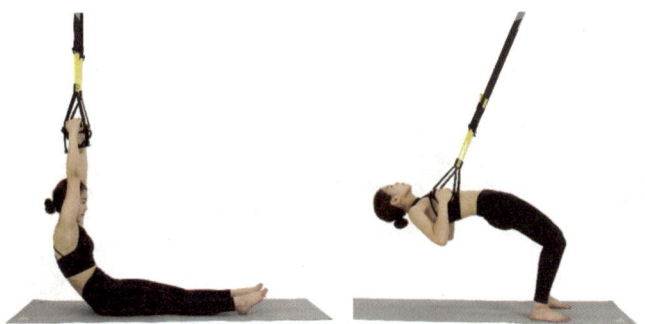

핸들 길이	중간
반복횟수	각 3-5회

시작 자세 팔은 곧게 손은 핸들을 잡습니다. 몸은 파이크 포지션으로 척추와 골반이 중립인 요추를 임프린트 합니다. 발은 앵커로부터 멀리 떨어져서 운동을 성공적으로 수행할 수 있을 만큼 위치에 둡니다. 견갑골을 안정화 합니다.

운동 동작
1. 뒤꿈치로 바닥을 누르면서 척추를 신전시키며 어깨관절부위를 안정성을 확보하며 팔꿈치를 몸통 뒤로 당깁니다.
2. 수행했던 자세를 역행하며 시작 자세를 만듭니다.

Tip
· 팔은 45도 각도로 몸을 지탱하며 척추를 신전시킵니다.
· 머리와 목을 사용하여 신전의 움직임을 만들어내지 않습니다.
· 신전을 할 때 초점은 흉골을 들어올리며 가슴과 어깨를 넓히는데 있습니다.

Leg Lift/Pull Up Combo

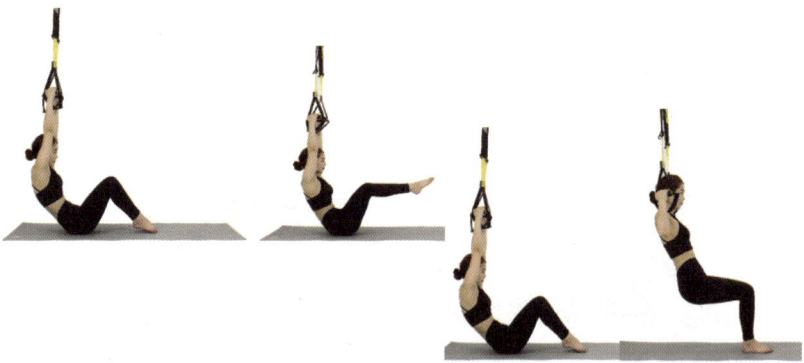

핸들 길이	많이 짧거나 중간정도 (신장에 따라 다름)
반복횟수	5-10회
시작 자세	앵커포인트 밑에 머리를 두고 앉아서 팔은 길게 펴고 손바닥이 마주보게 핸들을 잡고 발을 모아 무릎을 구부린 상태에서 시작합니다.
운동 동작	1. 다리의 모양을 유지한 상태에서 발을 들어 올리며 운동 동작을 시작합니다. 2. 들어올려던 발을 다시 낮추며 시작자세로 돌아갑니다. 3. 발바닥을 지면 위에 둔 채로 팔꿈치를 굴곡하여 몸을 들어올립니다. 4. 팔을 신전하고 시작 자세로 돌아갑니다.
Tip	· 들어 올리고 내릴때 코어 근육을 활성화 하며 실시 합니다

Bridge in Extension

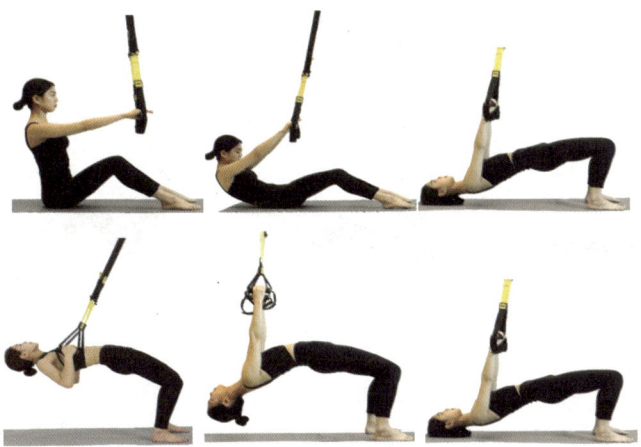

핸들 길이	핸들이 어깨 높이보다 약간 높은 곳에 위치합니다.
반복횟수	5-10회
시작 자세	몸을 앵커 포인트 쪽으로 앉고 팔 길이만큼 떨어져 있어야 합니다. 팔은 곧게, 손은 핸들을 잡고 있습니다. 다리는 구부리고, 앵커 포인트 바로 아래 매트에 발을 평평하게 둡니다. 그리고 척추와 골반의 중립을 유지합니다.
운동 동작	1. 꼬리뼈부터 분절하여 롤다운 동작을 합니다. 2. 꼬리뼈부터 다시 분절하여 브릿지 동작을 운동합니다. 3. 팔꿈치를 접어 상체를 앵커포인트 방향으로 당겨줍니다. 4. 접은 팔꿈치를 펴면서 머리부터 매트에 닿아 천천히 내려줍니다. 5. 다시 경추부터 분절하여 처음 자세로 돌아옵니다.
Tip	· 당기는 동안 척추의 폄을 유지합니다.

Hip Release

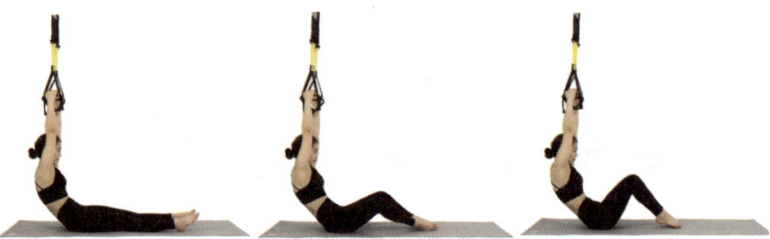

핸들 길이	많이 짧거나 중간 정도로(신장에 따라 다름)
반복횟수	5-10회
시작 자세	앵커포인트 밑에 머리를 두고 앉아서 팔은 길게 펴고 손바닥이 마주보게 핸들을 잡습니다. 다리는 곧게 펴고, 발목을 저측굴곡한 채로 내전합니다. 요추는 굴곡하고 흉추는 늘어뜨립니다. 견갑골을 안정화하고 조금 위로 회전합니다.
운동 동작	1. 다리를 측면으로 외전하고 무릎을 구부려 나비자세로 만들면서 다리는 미끄러지며 몸 쪽으로 향합니다. 2. 무릎을 모으기 위해 다리는 내전하고 나서 평행한 자세로 돌아갑니다. 3. 다리를 신전하고 미끄러지듯 움직여 시작자세로 돌아갑니다. 4. 이 순서로 3-8회를 반복하고 반대 순서로 3-8회 반복합니다.
Tip	· 동작 내내 다리를 매트 위에 두고, 엉덩이 주변 근육들의 움켜쥐는 느낌을 피합니다. · 어깨의 안정화를 돕기 위해 동작 내내 핸들을 당겨 누릅니다.

응용 자세

Hip Release Kick

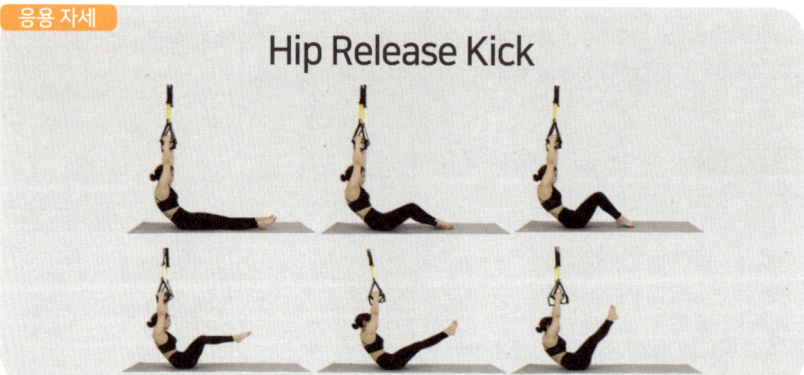

Oblique Can-Cans

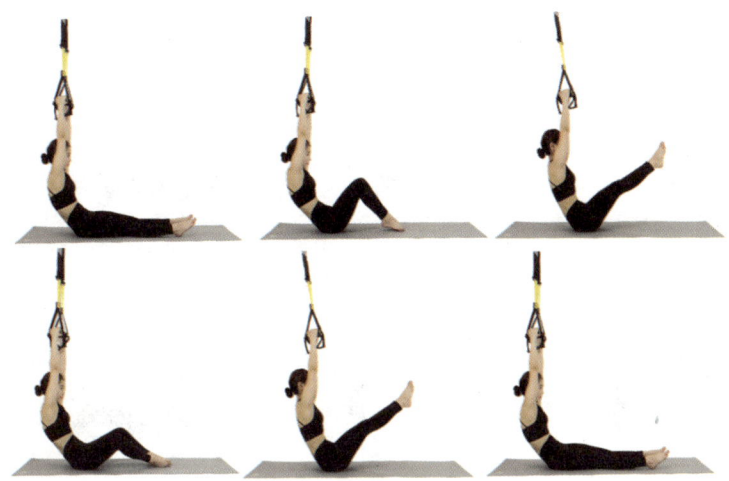

핸들 길이	많이 짧거나 중간 정도로(신장에 따라 다름)
반복횟수	좌/우 5-10회
시작 자세	앵커포인트 밑에 머리를 두고 앉아서 팔은 길게 펴고 손바닥이 마주보게 핸들을 잡습니다. 다리는 곧게 펴고, 평행하며 발목을 저측굴곡한 채로 내전합니다. 요추는 굴곡하고 흉추는 늘어뜨립니다. 견갑골을 안정화하고 조금 위로 회전합니다.
운동 동작	1. 다리를 굴곡하며 동작을 시작하며 무릎을 오른쪽으로 낮춥니다. 2. 다리를 신전했다가 다리를 굴곡합니다. 그리고 다리를 굴곡한 채로 무릎을 왼쪽으로 낮춥니다. 3. 다리를 신전했다가 다리를 굴곡합니다. 4. 마지막 반복에서 무릎을 가운데도 되돌리고 다리를 신전하며 시작 자세로 돌아갑니다.
Tip	· 동작 내내 발목을 내전하며, 반동 없이 실시합니다.

Row/Extension Combo

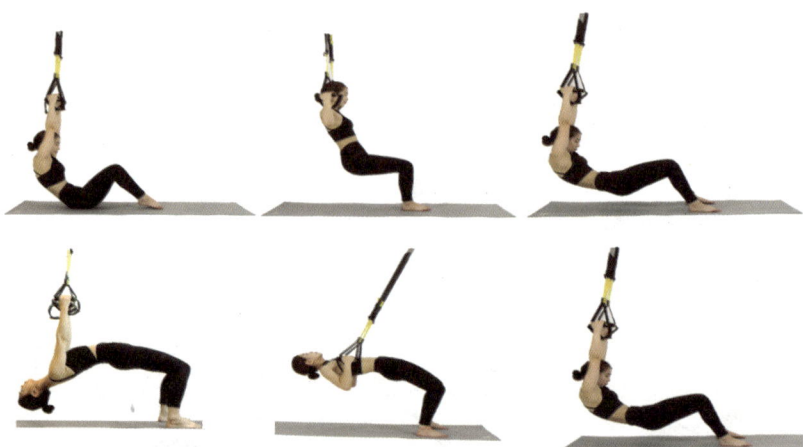

핸들 길이	많이 짧거나 중간 정도로(신장에 따라 다름)
반복횟수	3-8회
시작 자세	머리를 앵커포인트 약간 뒤에 두고 앉아서 팔은 길게 펴서 손바닥이 마주보게 핸들을 잡습니다. 다리는 굴곡하고 요추는 임프린트 하고 견갑골을 안정화 합니다.
운동 동작	1. 몸을 당기기 위해 팔꿈치를 굴곡합니다. 2. 팔꿈치를 신전하며 몸을 낮추고 시작자세로 돌아갑니다. 3. 꼬리뼈부터 머리까지 척추 관절을 신전하면서 팔을 편 채로 몸을 바닥에서 들어 올립니다. 4. 머리부터 미추까지 척추 관절의 움직임으로 몸을 낮추며 시작 자세로 돌아갑니다. 5. 척추의 신전으로 풀업동작을 교대로 진행합니다.
Tip	· 신전 동작을 수행하기 전에 완전한 풀업을 수행하고 시작 자세로 돌아갑니다. · 전체 천추 관절의 위 아래 움직임 동안 팔은 폅니다.

Leg Pull Row

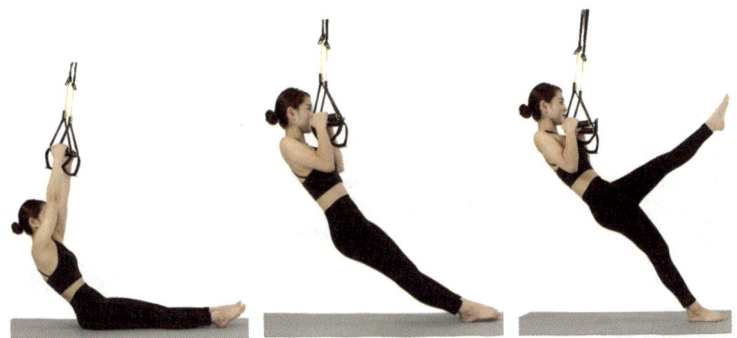

핸들 길이	많이 짧거나 중간 정도로(신장에 따라 다름)
반복횟수	3-5회
시작 자세	머리를 앵커포인트 약간 뒤에 두고 앉아서 팔은 길게 펴서 손바닥이 마주보게 핸들을 잡습니다. 다리는 펴고, 측면으로 외전하고 발목을 저측굴곡한 채로 내전합니다. 척추와 골반의 중립을 유지하고 견갑골을 안정화 합니다.
운동 동작	1. 척추 중립을 유지하면서 팔꿈치를 굴곡하여 몸을 당겨 올립니다. 2. 팔꿈치의 굴곡의 유지하고, 발목의 저측굴곡을 유지한 채로 한쪽 다리를 천장으로 들어 올립니다. 3. 팔꿈치의 굴곡의 유지하고, 발목을 배측굴곡하면서 한쪽 다리를 바닥으로 내립니다. 4. 다리를 올리고 내리는 동작을 세 번 반복합니다. 5. 마지막 반복에서, 다리는 낮추는 동안 발목의 저측굴곡을 유지합니다. 6. 팔을 신전하고 몸을 낮추며 시작 자세로 돌아갑니다. 7. 척추의 중립을 유지하면서 팔꿈치를 굴곡해서 몸을 당겨 올립니다. 8. 팔꿈치의 굴곡의 유지하고 반대쪽 다리를 같은 순서로 반복합니다. 9. 팔을 신전하고 몸을 낮추며 시작 자세로 돌아갑니다.
Tip	・동작 내내 척추와 골반의 중립을 유지합니다. ・다리를 올리거나 낮추는 동안 골반이 회전되지 않게 합니다.

Roll Up

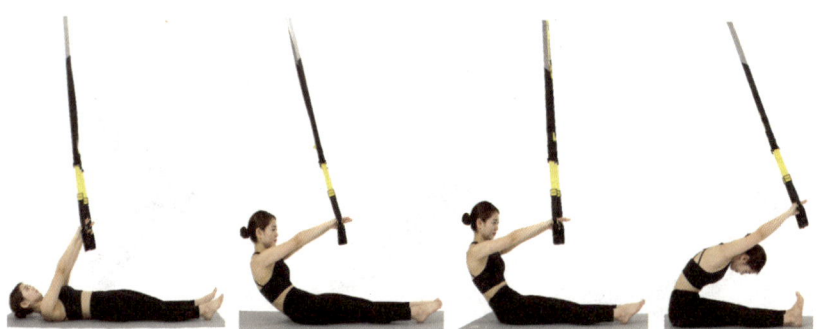

핸들 길이	길게
반복횟수	3-6회

시작 자세   몸을 앵커 포인트 쪽으로 앉고 팔 길이만큼 떨어져 있어야 합니다. 팔은 곧게, 손은 핸들 위에 둡니다. 다리는 평행하게 뻗고, 발목은 저측굴곡합니다.

운동 동작
1. 멀리 뻗은 손을 유지하면서 머리부터 굴곡하여 척추를 굴곡합니다.
2. 양손을 앞으로 뻗으며 상체를 숙이며 척추를 굴곡 합니다.
3. 꼬리뼈부터 척추를 매트에 마디마디 내려놓고, 시작 자세로 돌아갑니다.

Tip
· 동작 내내 골반의 중립을 유지합니다.
· 견갑골의 안정성을 유지하기 위해 핸들을 계속 눌러줍니다.

Round Back

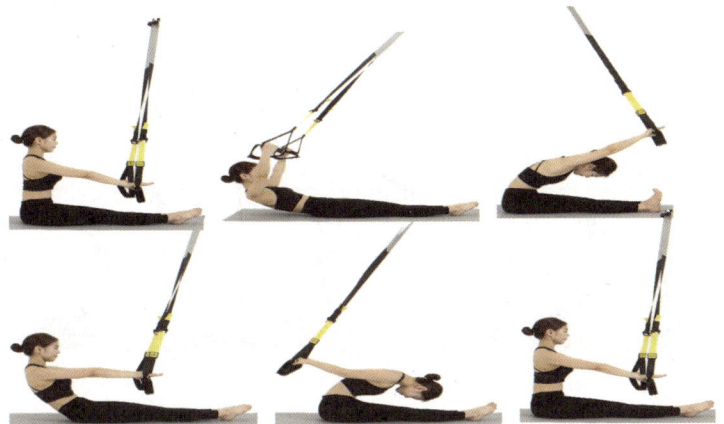

핸들 길이	길게
반복횟수	5~10회

시작 자세 몸을 앵커 포인트 쪽으로 앉고 팔 길이만큼 떨어져 있어야 합니다. 팔은 펴고, 손은 핸들 위에 둡니다. 다리는 평행하게 뻗고, 발목은 저측굴곡입니다. 그리고 척추와 골반의 중립을 유지합니다.

운동 동작
1. 척추를 분절하여 바닥에 닿기 직전 까지 내려오면서 팔꿈치를 굴곡하며 양팔을 양 옆으로 벌려줍니다.
2. 벌려던 양손을 모아주면서 상체를 굴곡 시키며 들어 올려 손을 앞으로 뻗어줍니다.
3. 척추를 분절하며 다시 뒤로 내려가면서 뻗어던 양손을 벌려 뒤쪽으로 뻗어 줍니다.
4. 팔을 벌려서 뒤쪽으로 뻗을때 동시에 상체를 앞쪽으로 숙입니다.
5. 뒤쪽에 팔을 옆으로 원을 그리며 앞쪽으로 모아주며 상체를 들어 올려 시작자세로 돌아갑니다.

Tip
· 동작 내내 골반의 중립을 유지합니다.
· 견갑골의 안정성을 유지하기 위해 핸들을 계속 눌러줍니다.

Roll-Down with Obliques

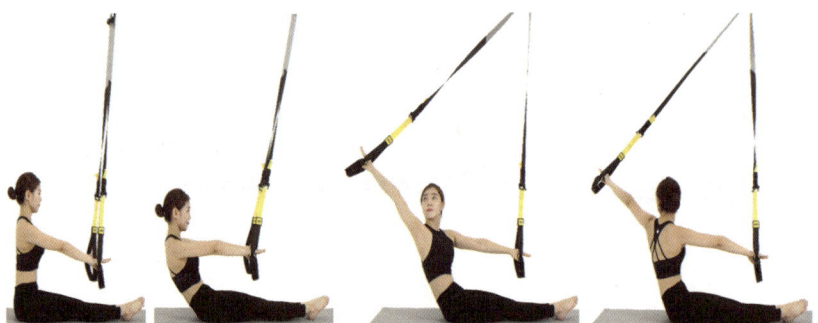

핸들 길이	길게
반복횟수	5~10회

시작 자세 몸을 앵커 포인트 쪽으로 앉고 팔 길이만큼 떨어져 있어야 합니다. 팔은 곧게, 손은 핸들 위에 둡니다. 다리는 평행하게 뻗고, 발목은 저측굴곡합니다. 그리고 척추와 골반의 중립을 유지합니다.

운동 동작
1. 천천히 천골부터 차례대로 분절하여 척추를 굴곡합니다.
2. 한팔을 옆으로 벌려 복부 측면을 충분히 스트레치 시킨 후 제자리로 돌아오고 반대쪽을 동일하게 진행합니다.
3. 몸통 전체를 굽힌 뒤 제자리로 돌아옵니다.

Tip
· 동작 내내 골반의 중립을 유지합니다.
· 견갑골의 안정성을 유지하기 위해 핸들을 계속 눌러줍니다.

Progressive Single Leg Stretch

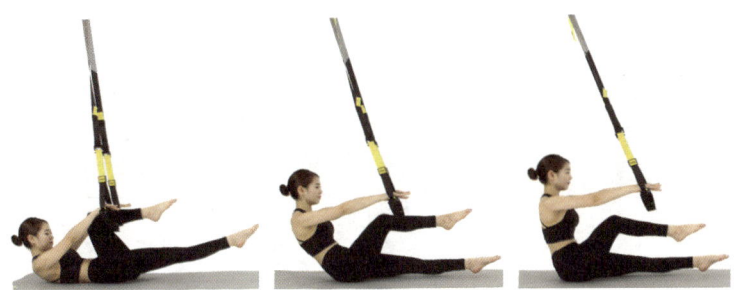

| 핸들 길이 | 2/3 ~ 긴 길이 |

| 반복횟수 | 각 3-5회 |

| 시작 자세 | 흉추를 굴곡하여 한 다리는 테이블 상단 자세로 구부리고 반대쪽 다리는 폅니다. 앵커 포인트 아래에 핸들에 손을 대고 팔을 곧게 폅니다. 이 때, 척추의 안정화를 유지합니다. |

| 운동 동작 |
1. 다리를 교차하고 몸을 티저 위치로 이동하여 운동을 시작합니다.
2. 체중이 천골과 좌골 사이에 있을 때까지 다리를 교차하며 전환합니다.
3. 다리 동작을 반복하고 꼬리뼈부터 흉부 상단까지 다시 시작 위치로 돌아갑니다.

| Tip | · 핸들에 압력을 넣어 쉽게 이동할 수 있도록 하며 올라가는 도중에 다리 운동을 계속합니다.

Teaser Scissors

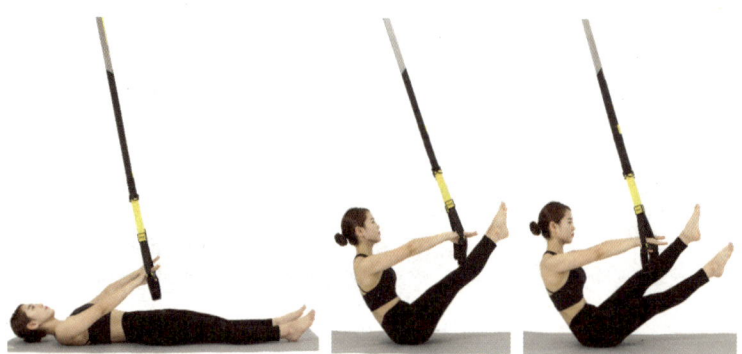

핸들 길이	2/3 ~ 긴 길이
반복횟수	각 3-5회
시작 자세	매트 위에서 다리를 평행하게 하고 뻗은채 눕습니다. 발목은 저측굴곡하고 손은 핸드 스트립에 두고 앵커 포인트 바로 아래 또는 약간 앞쪽에 위치합니다.
운동 동작	1. 임프린트 위치에서 몸과 다리를 동시에 들어 티저 위치로 이동합니다. 2. 티저 위치에서 한쪽 다리는 지면을 향해 내립니다. 3. 다리를 티저로 올리면서 다른 다리는 땅 아래쪽으로 내립니다. 4. 다리 동작을 3회 반복한 후 다시 회전합니다. 5. 꼬리뼈에서 머리까지 다시 시작 위치로 돌아갑니다.
Tip	· 전체 연습 기간 동안 핸들에 압력을 가하여 도움을 줍니다. · 이때, 어깨를 안정시키고 균형을 유지합니다.

Teaser Bicycle

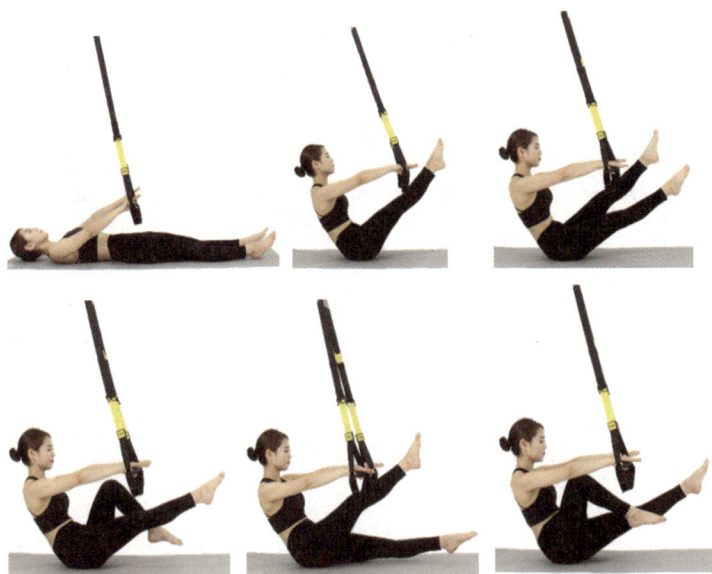

핸들 길이	2/3 또는 더 길게
반복횟수	각 3-5회
시작 자세	매트 위에서 다리를 평행하게 뻗은 채 눕습니다. 발목을 저측굴곡하고 손은 핸들에 두고 앵커 포인트 바로 아래 또는 약간 앞쪽에 둡니다.
운동 동작	1. 몸과 다리를 동시에 들어 티저 자세를 합니다. 2. 티저 위치에서 한쪽 다리를 내린 다음 자전거 자세로 전환합니다. 3. 각 다리에서 자전거의 움직임을 한 번 반복한 후 티저로 돌아갑니다.
Tip	· 전체 연습 기간 동안 핸들에 압력을 가하여 도움을 줍니다. · 어깨를 안정시키고 균형을 유지합니다.

Teaser Single Arm Hundred

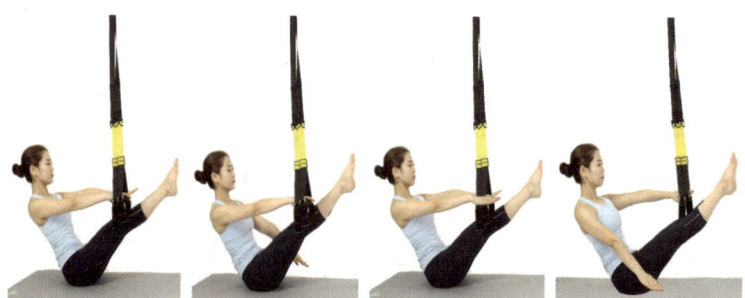

핸들 길이	2/3 ~ 긴 길이
반복횟수	각 3-5회
시작 자세	천골과 좌골 사이에 무게를 두고 앉습니다. 머리는 앵커 포인트 뒤쪽에 두고 몸은 약간 뒤로 기울입니다. 한 손은 핸들에 두고 다른 한 손은 곧게 폅니다.
운동 동작	1. 움직이는 팔의 어깨 관절에서 펌핑 동작을 수행하여 운동을 시작합니다 2. 펌핑을 위한 호흡 패턴으로 5번 길게 흡입하고 길게 내쉽니다. 3. 세트가 완료되면 다리를 내리고 다리 위로 척추를 구부리는 동시에 핸들을 반대쪽 손으로 바꾸어 잡습니다. 4. 세트 동안 동일한 호흡 패턴으로 펌핑 동작을 반복합니다.
Tip	· 지지하는 팔로 핸들에 압력을 일정하게 유지하며 견갑골을 안정화 하고 균형을 유지하도록 도와줍니다.

응용 자세

Hundred 2   Hundred 3

서스펜션 필라테스

Oblique Arm Reach

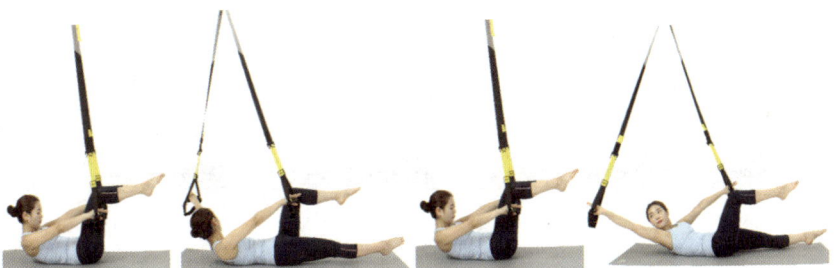

핸들 길이	길게
반복횟수	각 3-5회

시작 자세 앵커포인트 아래 가슴을 두고, 손바닥을 핸들에 두고 엉덩이쪽으로 길게 팔을 뻗고, 흉추를 굴곡하고, 다리를 테이블 탑 자세로 둡니다. 요추를 임프린트하며 견갑골을 안정화 합니다.

운동 동작
1. 우측 다리를 지면과 가까워지도록 내리며, 동시에 왼쪽 팔은 몸통에서 먼 방향으로 뻗어줍니다. 이 때 시선은 왼쪽 손 끝을 향합니다.
2. 다시 시작 자세로 돌아가서 반대쪽 다리와 팔로 동작을 수행합니다.

Tip · 골반 안정성을 유지할 수 있는 만큼만 다리를 뻗습니다.

Roll Up/Torso Press Sitting

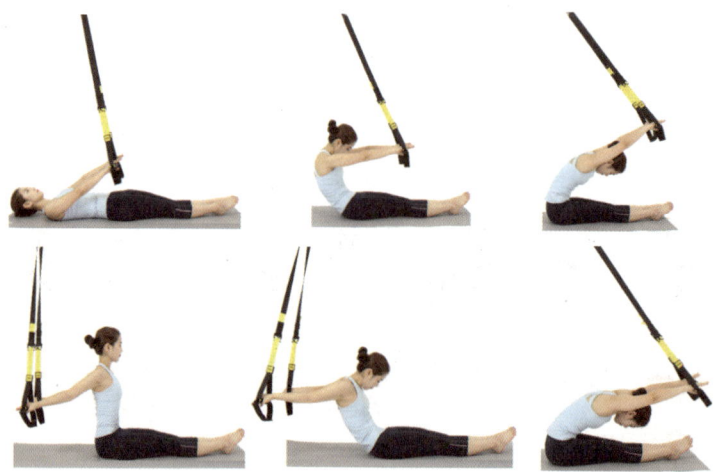

핸들 길이	길게
반복횟수	각 3-5회

시작 자세 매트 위에서 다리를 평행하게 하고, 뻗은채 눕습니다. 발목은 저측굴곡으로 되어 있고 손은 핸들에 두고 앵커 포인트 바로 아래 또는 앵커 포인트의 약간 앞쪽에 위치합니다.

운동 동작
1. 척추를 굴곡하며 상체를 들어 올려 롤업하면서 양손을 앞으로 뻗으며 고개를 숙입니다.
2. 양손을 옆으로 벌리며 원을 그리면서 뒤쪽으로 이동시킵니다.
3. 뒤쪽에 위치한 손을 큰원을 그리며 앞쪽으로 다시 이동시키며 상체를 숙입니다.

Tip · 전체 연습 기간 동안 핸들에 압력을 가하여 어깨를 안정시키고 균형을 유지하는데 도움을 줍니다.

Seated Back Rowing Round Back

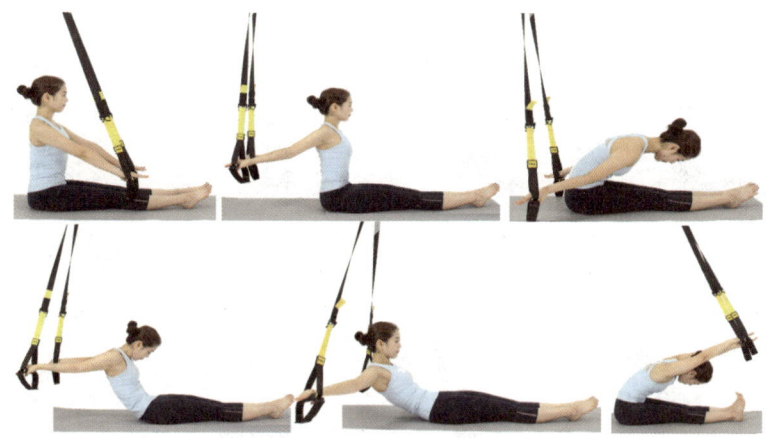

핸들 길이	길게
반복횟수	각 3-5회

시작 자세   앵커 포인트 아래에 머리를 두고, 척추의 중립을 유지해 다리는 곧게 뻗어줍니다. 발목을 저측굴곡하고 손은 핸들을 잡고, 정면 45도 아래쪽으로 향하게 합니다.

운동 동작
1. 양팔을 옆으로 원을 그리며 회전하여 뒤쪽으로 뻗어줍니다.
2. 다리를 뻗으며, 발목을 저측굴곡하고 상체를 앞으로 숙여줍니다.
3. 양손을 뒤쪽으로 뻗으며 상체를 뒤쪽으로 기울여줍니다.
4. 다리를 뻗으며, 발목을 저측굴곡하고 흉추의 하단이 매트에 닿을 때까지 롤백하며 양 팔을 양 옆으로 벌려줍니다.
5. 팔을 앞으로 뻗으며 분절하여 올라와 상체를 숙여줍니다.

Tip
· 동작 내내 핸들에 텐션을 유지합니다.
· 요추 굴곡을 유지할 수 있는 범위 내에서만 롤 백합니다.

Roll and Wrap

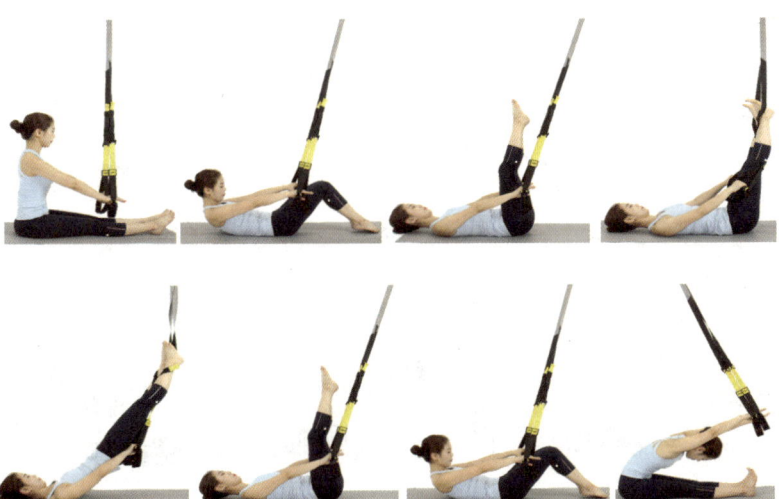

핸들 길이	길게
반복횟수	10회

시작 자세 척추의 중립을 유지한 채 다리를 곧게 뻗은 상태에서 발목은 저측굴곡하고 손은 핸들을 잡고, 정면 45도 아래쪽으로 향하게 합니다.

운동 동작
1. 무릎을 구부리고 발을 저측굴곡하여 발끝을 매트에 두고 뒤꿈치는 들어 롤백하여 흉추가 바닥에 닿게 합니다.
2. 양 다리를 서스펜션 사이로 뻗어 올립니다.
3. 다리로 서스펜션을 한바퀴 감아서 단단히 고정합니다.
4. 몸통과 다리가 평행이 되도록 엉덩이를 들어올립니다.
5. 다시 천천히 엉덩이를 바닥에 닿게 내립니다.
6. 1번 자세로 돌아옵니다.
7. 다리를 곧게 뻗으며 발목은 저측굴곡하고, 상체를 앞으로 숙여줍니다.
8. 동작을 반복합니다.

Tip
· 동작 내내 핸들에 텐션을 유지합니다.
· 요추 굴곡을 유지할 수 있는 범위 내에서만 롤 다운합니다.

Round Back Pullovers

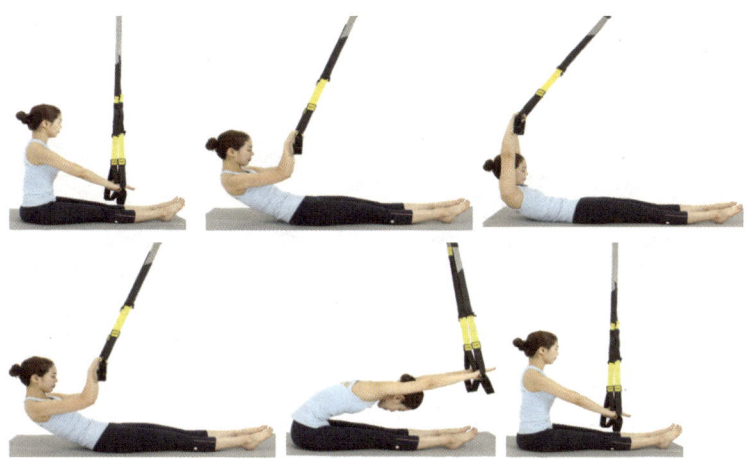

핸들 길이	길게
반복횟수	각 3-5회

시작 자세 척추의 중립을 유지한 채 다리를 곧게 뻗은 상태에서 발목은 저측굴곡하고 손은 핸들을 잡고, 정면 45도 아래쪽으로 향하게 합니다.

운동 동작
1. 팔꿈치를 굴곡하고 천천히 롤백하여 요추 하단이 바닥에 닿게 합니다.
2. 흉추가 바닥에 닿도록 롤백하며 핸들이 머리 위에 오도록 뻗어줍니다.
3. 팔꿈치를 굴곡하며 다시 롤업하여 요추 하단이 바닥에 닿게 합니다.
4. 팔을 앞으로 뻗어주며 몸통을 숙여줍니다.
5. 시작 자세로 돌아옵니다.

Tip
· 동작 내내 핸들에 텐션을 유지합니다.
· 요추 굴곡을 유지할 수 있는 범위 내에서만 롤 다운합니다

Rolling Teaser

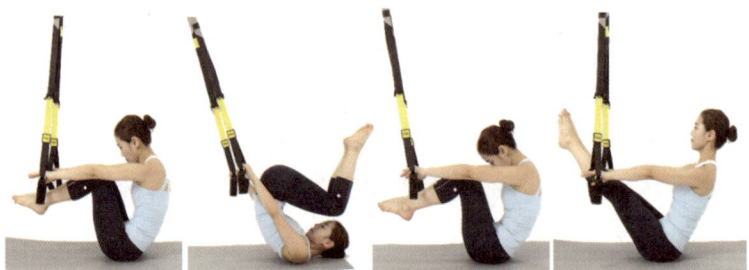

핸들 길이	길게
반복횟수	각 3-5회

시작 자세 다리를 테이블 탑 자세로 둡니다. 몸통을 공 모양으로 발란스를 잡아줍니다. 좌골과 척추를 구부리고 핸들에 손을 넣어, 몸 전면을 앵커 포인트 아래에 둡니다. 견갑골을 안정화 합니다.

운동 동작
1. 자세를 그대로 유지한 채 경추가 매트에 닿을 때까지 천천히 뒤로 굴러줍니다.
2. 다시 시작 자세로 돌아옵니다.
3. 발목을 저측굴곡하고 다리를 뻗으며, 티저 자세를 만들어 줍니다.

Tip
· 동작 내내 서스펜션에 텐션을 유지합니다.
· 상부 흉추까지만 롤 오버를 실시하며, 목이 말리지 않도록 주의합니다.

Roll Over

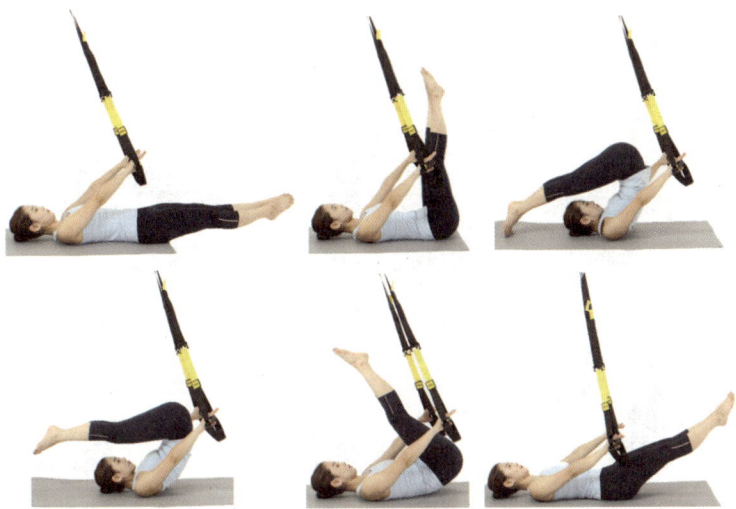

핸들 길이	길게
반복횟수	각 3-5회
시작 자세	앵커 포인트 아래 머리를 두고, 손바닥을 핸들에 둡니다. 임프린트 된 상태에서 두 다리를 길게 뻗어 바닥에서 약간 떨어뜨립니다.
운동 동작	1. 다리를 지면과 수직이 되도록 들어올립니다. 2. 다리를 뻗은 채로 머리 뒤쪽으로 넘겨 발끝을 바닥에 터치합니다. 3. 천천히 흉추부터 요추까지 차례로 바닥에 닿도록 다리를 원래 위치로 가져옵니다.
Tip	· 상, 중부 흉추까지만 롤 오버를 실시합니다. 목이 말리지 않도록 주의합니다.

Rolling Jack Knife

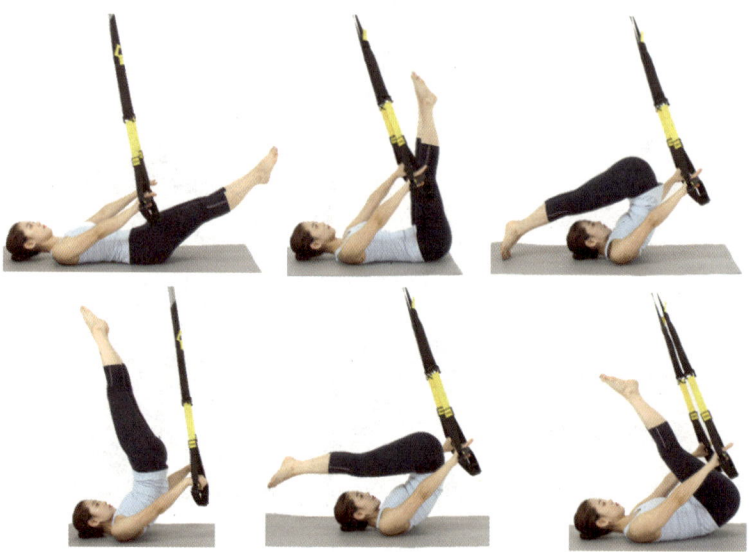

핸들 길이	2/3 ~ 긴 길이
반복횟수	각 3-5회
시작 자세	앵커 포인트 아래에 배를 두고 누운 상태에서 핸들에 손을 얹은 채 길게 뻗어줍니다. 다리는 붙이고 대각선 방향으로 길게 뻗어줍니다. 발목은 저측굴곡하고 견갑골을 안정화 합니다.
운동 동작	1. 다리를 지면과 수직이 되도록 들어올려 운동을 시작합니다. 2. 흉추의 중부까지 천천히 들어올려 다리가 머리를 넘어 발끝을 매트에 터치합니다. 3. 척추의 굴곡을 그대로 유지한 채 다리를 위로 길게 뻗어올립니다. 4. 다리를 바닥과 평행이 될 때까지 천천히 내려줍니다. 5. 다시 천천히 시작위치로 돌아옵니다.
Tip	· 양쪽 핸들에 균일한 압력을 유지합니다.

Advanced Roll Over Boomerang

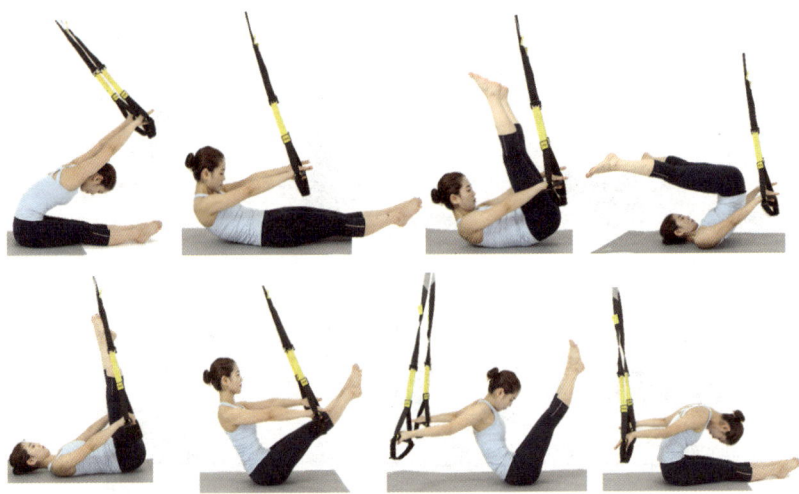

핸들 길이	2/3 ~ 긴 길이
반복횟수	각 3-5회

시작 자세 앵커 포인트 아래에 머리를 두고, 몸통을 굴곡하여 아래로 상체를 숙여줍니다. 발목은 저측굴곡하고 손은 핸들을 잡고, 대각선 방향으로 뻗어줍니다.

운동 동작
1. 발목을 저측굴곡하면서 흉추까지 롤다운 동작을 해줍니다.
2. 두 다리를 골반 넓이로 벌려 머리위로 뻗어줍니다.
3. 두 다리는 서스펜션 사이로 저측굴곡하여 줍니다.
4. 티저 자세를 유지하고 팔을 몸통 뒤로 원을 그립니다.
5. 다리를 다시 매트로 내리고 몸통을 굴곡한 후 처음 자세로 돌아옵니다.

Tip
· 운동 내내 핸들에 압력을 가하여 척추 안정화를 유지합니다.
· 운동 움직임 제어 및 균형 유지에도 도움을 주게 합니다.

Suspension Pilates

Reverse Short Spine

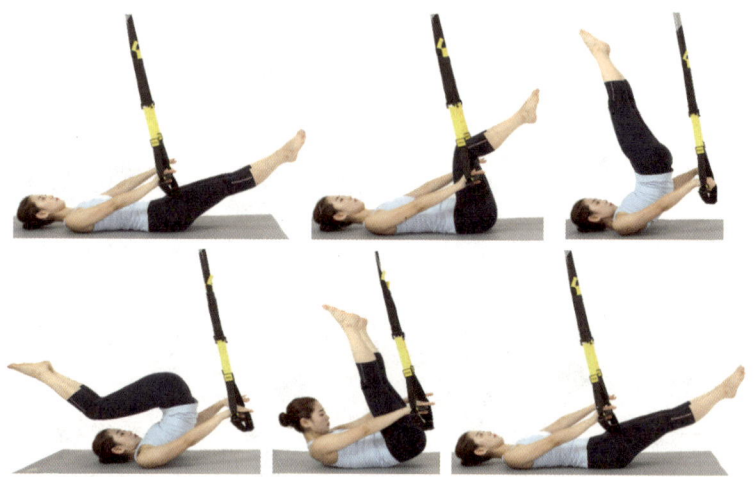

| 핸들 길이 | 길게 |
| 반복횟수 | 각 3-5회 |

시작 자세 앵커 포인트 아래 머리를 두고, 손바닥은 핸들에 둡니다. 임프린트 된 상태에서 두 다리를 대각선 방향으로 길게 뻗어줍니다. 이때, 견갑골은 안정화 합니다.

운동 동작
1. 무릎을 굴곡하여 서스펜션 사이에 둡니다.
2. 흉추의 중부까지 천천히 들어올리며 다리를 위쪽으로 뻗어줍니다.
3. 무릎이 이마에 닿기 전까지 다리를 내리며 굴곡합니다.
4. 흉추의 중부부터 요추의 상부가 땅에 닿도록 몸을 내리며 다리는 위쪽으로 뻗은 상태를 유지합니다.
5. 시작자세로 돌아옵니다.

Tip
· 상, 중부 흉추까지만 롤 오버를 실시합니다.
· 목이 말리지 않도록 주의합니다.
· 동작 내내 다리를 평행하게 유지합니다.

Balance Control

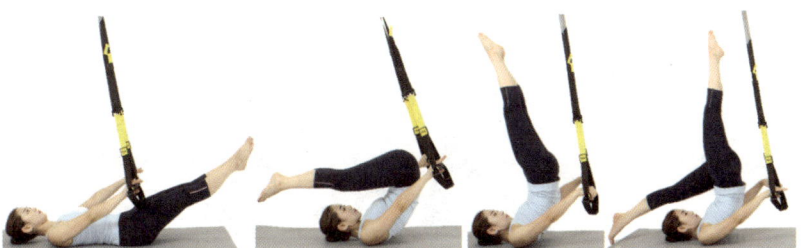

핸들 길이	길게
반복횟수	각 3-5회
시작 자세	앵커 포인트 아래에 머리를 두고, 손바닥을 핸드 핸들에 두고 압력을 줍니다. 임프린트 된 상태에서 두 다리를 대각선 방향으로 길게 뻗어줍니다. 이때, 견갑골은 안정화합니다.
운동 동작	1. 다리가 머리를 넘어가도록 천천히 척추를 롤 오버하여 흉추의 중부가 지면에서 떨어지도록 해줍니다. 2. 척추의 굴곡을 유지하며 다리를 위쪽으로 뻗어줍니다. 3. 자세를 유지하며 한 쪽 발 끝으로 천천히 머리 넘어 바닥을 터치합니다. 4. 다시 2번 자세로 돌아온 후 반대쪽 발로 반복합니다.
Tip	· 상, 중부 흉추까지만 롤 오버를 실시합니다. · 목이 말리지 않도록 주의합니다.

Abdominal Curls Prep

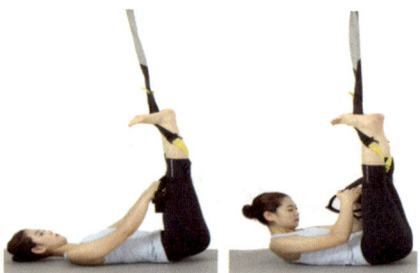

핸들 길이	길게
반복횟수	10회

시작 자세 발은 서스펜션을 감싸고 머리는 앵커포인트에서 멀리해서 다리를 폅니다. 발은 배측 굴곡하고 손은 무릎 높이로 핸들을 잡습니다. 손바닥은 몸과 마주보고 떨어뜨립니다. 다리는 약간 굴곡하고 외전합니다. 견갑골을 안정화하면서 척추를 꼿꼿이 하거나 중립을 유지합니다.

운동 동작
1. 흉추와 팔을 동시에 굴곡하면서 동작을 시작합니다.
2. 등 중간 부분이 바닥에 닿을 때가지만 팔을 폅니다.
3. 마지막 반복에서, 몸을 바닥에 닿을 때까지 완전히 펴고 시작 자세로 돌아갑니다.

Tip
· 동작 내내 양 다리를 서로 떨어뜨리고 줄을 누르고, 팔꿈치를 굴곡할 때 팔꿈치가 옆구리에 닿게 합니다.
· 몸을 일으키고 내릴 때 윗몸과 코어근육을 사용합니다.

응용 자세

Abdominal Curls

Twist with Pulses

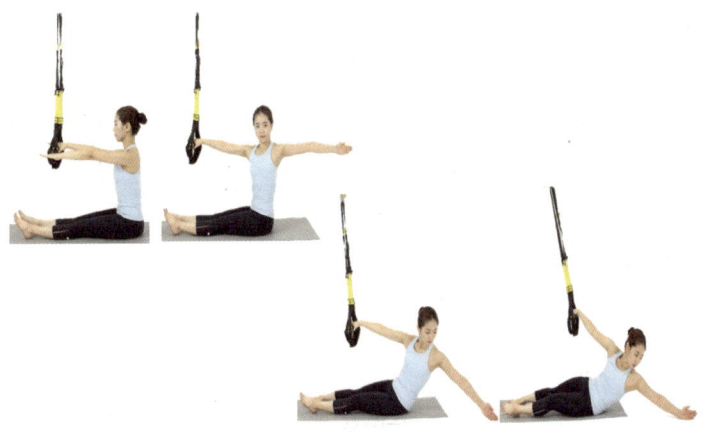

핸들 길이	2/3정도 길게
반복횟수	방향을 교차하면서 3회
시작 자세	앵커포인트 밑에서 다리를 펴고 평행하여 앉습니다. 왼쪽 손은 양 핸들을 잡고 오른쪽 손은 풋 크래들 바로 밑에 둡니다. 척추와 골반의 중립을 유지하고 견갑골을 안정화 합니다.
운동 동작	1. 몸통을 한쪽으로 회전하고 동시에 팔을 외전하면서 동작을 시작합니다. 2. 몸을 앵커포인트에서 대각선 방향으로 기울이면서 동시에 척추의 중립을 유지하고 팔을(움직이는 팔) 뒤로 세 번 뻗습니다. 3. 마지막 반복 후에, 체중을 양 장골에 고르게 하고 몸통을 수직 자세로 돌립니다. 몸통의 회전을 유지합니다. 4. 몸통의 회전을 풀고 팔을 수평으로 내전하여 시작자세로 돌아옵니다. 5. 오른쪽 손으로 양 핸들을 잡은 채로 전체 동작을 반복하고 왼쪽 손은 풋 크래들 밑에 둡니다.
Tip	· 척추와 골반의 중립은 동작 내내 유지합니다. · 힌지(hinge)움직임이나 동작마다 척추를 중립상태에서 늘어뜨립니다. · 핸들을 잡은 팔로부터 적절한 지지를 받기 위해 몸을 앞이나 뒤로 옮길 수 있습니다. · 세 번의 몸통을 기울이는 동작 후에 팔로 핸들을 누르며 견갑골의 안정화를 돕고 몸통 회전자세로 돌아가는 것을 보조합니다.

Port de Bras

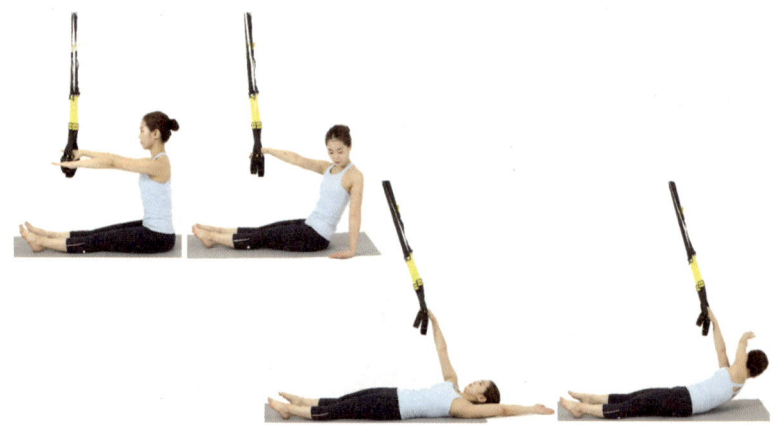

핸들 길이	2/3정도 길게
반복횟수	방향을 교차하면서 3회
시작 자세	앵커포인트 밑에서 다리를 펴고 평행하여 앉습니다. 한쪽 손은 양 핸들을 잡고 반대쪽 손은 풋 크래들 바로 밑에 둡니다. 척추와 골반의 중립을 유지하고 견갑골을 안정화 합니다.
운동 동작	1. 엉덩이와 골반을 앞쪽으로 사각형으로 유지한 채로 척추를 굴곡하고 한쪽으로 회전하면서 동시에 움직이는 팔을 아래로 그리고 밑으로 내립니다. 2. 척추를 연속적으로 분절하며 중립자세로 연결하고 움직이는 팔을 머리 위로 뻗습니다. 3. 척추를 반대쪽으로 회전하고 머리부터 고리뼈까지를 분절하며 동시에 움직이는 팔을 대각으로 뻗어 내립니다. 4. 시작 자세로 돌아옵니다. 5. 한쪽 손은 양 핸들을 작고 반대쪽 손은 풋 크래들 바로 아래에 둔 채로 회전을 반복합니다.
Tip	· 바닥으로 누우면서 꼬리뼈부터 척추를 분절하고 몸을 시작 자세로 올리면서 역순으로 분절합니다. · 몸을 내리고 올리면서 척추의 중간을 연결하도록 합니다. · 견갑골의 안정화를 돕기 위해서 동작 내내 핸들을 누릅니다.

Front Split

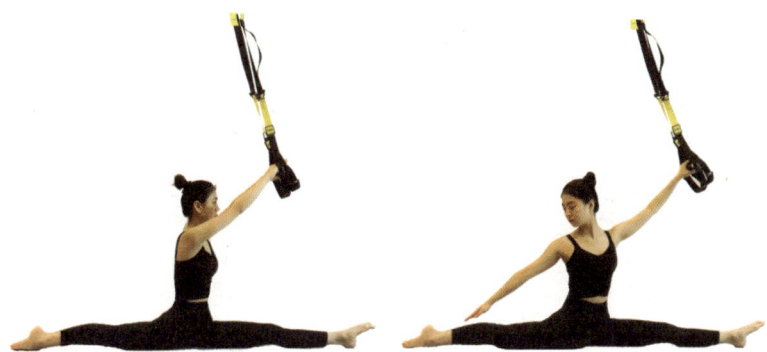

핸들 길이	길게
반복횟수	5-10회
시작 자세	양손은 풋 크래들에 두고, 다리는 프론트 스플릿 자세로 잡고, 척추와 골반의 중립을 유지하고, 견갑골을 안정화 합니다.
운동 동작	1. 몸통과 오른팔을 뒤로 뻗은 다리를 향하도록 회전합니다. 2. 처음 자세로 돌아옵니다.
Tip	· 몸통을 회전할 때 골반의 동적 안정성을 유지합니다. · 각 방향을 회전할 때 상단 범위에서 손을 전환합니다. · 움직이는 팔을 아래쪽으로, 아래 범위로 회전 시, 다시 발을 향하도록 합니다.

코어와 근력강화를 위한 서스펜션

서스펜션 필라테스
교과서 Suspension
Pilates

Supine
(20가지)

Hip Lift

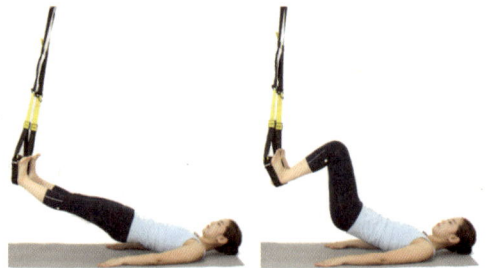

핸들 길이	길게
반복횟수	각 3-5회
시작 자세	누워서, 다리를 곧고, 평행히, 외전시켜 흉추까지 들어올립니다. 뒤꿈치는 풋 크래들 안에 두고, 발은 핸들의 앞에 둡니다. 뒤꿈치는 앵커포인트 밑에 둬야하고, 팔들은 매트에 길게 둡니다. 척추와 골반의 중립을 맞추고, 견갑골이 안정화 합니다.
운동 동작	1. 무릎을 접어 뒤꿈치를 엉덩이 가까이로 풋 크래들을 가지고 옵니다. 2. 체간의 움직임을 최소화하고 접은 무릎을 펴줍니다.
Tip	· 특히 중간 범위에서는 복부 연결을 유지함으로써 요추의 과도한 확장 방지합니다. · 천장을 향해 무릎까지 올라감으로써 무릎의 평행하게 계속 따라갑니다.

응용 자세

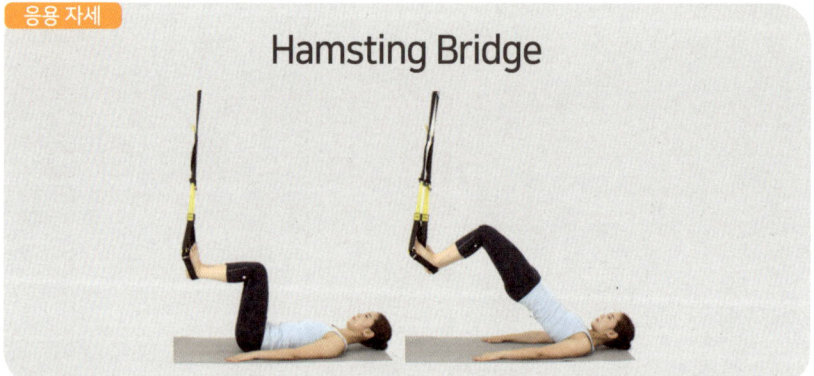

Hamsting Bridge

Hip Rolls

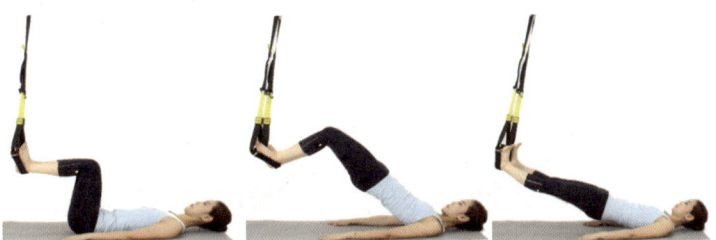

핸들 길이	길게
반복횟수	각 3-5회

시작 자세
누워서, 무릎은 접고, 평행히, 외전시켜 엉덩이 만큼 떨어뜨립니다. 뒤꿈치는 풋 크래들 안에 두고, 발은 핸들의 앞에 둡니다. 뒤꿈치는 앵커포인트 밑에 두고, 팔들은 매트에 길게 둡니다. 척추와 골반의 중립을 맞추고, 견갑골이 안정화 합니다.

운동 동작
1. 미추부터 상부흉추까지 분절하여 브릿지 동작을 합니다.
2. 접은 무릎을 신전 시킵니다.
3. 신전한 무릎을 접어 처음 자세로 돌아옵니다.

Tip
· 복부를 연결을 유지하여 요추의 과 신전을 방지하고, 천장을 향해 무릎까지 올라감으로써 무릎의 평행하게 계속 따라갑니다.

응용 자세

Hamsting Bridge

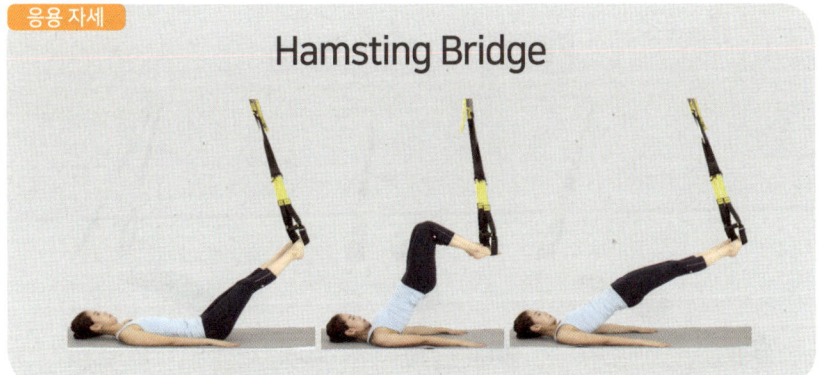

Beats

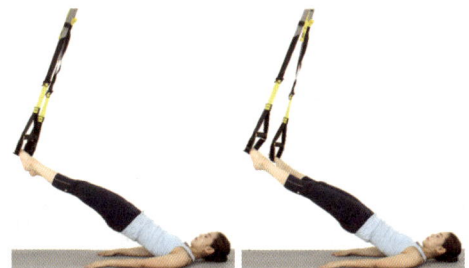

핸들 길이	길게
반복횟수	5-10회
시작 자세	머리는 앵커 포인트를 향하고 다리는 풋크래들에 걸어 길게 뻗어 줍니다. 하부흉추까지 들어올리고, 팔은 바닥에 길게 놓습니다. 척추와 골반의 중립을 유지하고 견갑골을 안정화 합니다.
운동 동작	1. 뒤꿈치와 발가락을 떨어뜨린 상태에서 다리를 신전하면서 동작을 시작합니다. 2. 빠르게 다리를 어깨 너비만큼만 외전했다, 내전합니다. 3. 외전했다, 내전했다 동작을 두 번 더 반복합니다.
Tip	· 동작 내내 엉덩이와 골반을 사각형으로 고르게 유지합니다. · 코어 근육의 저항을 높이기 위해 팔을 어깨 위로 들어 올립니다.

응용 자세

Feet In Straps Frog

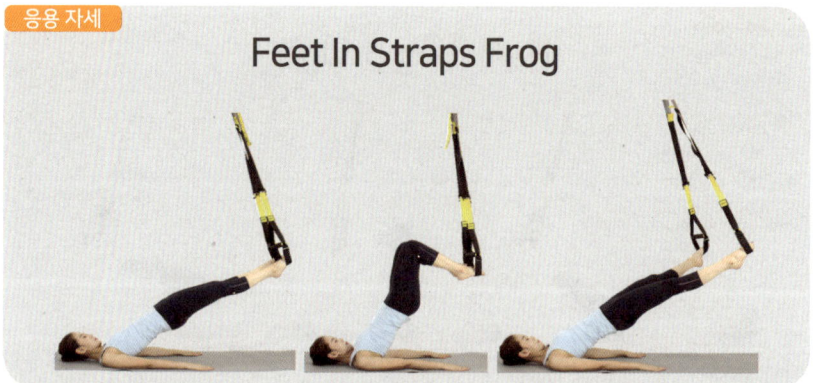

Butterfly (Unilateral /Bilateral Abduction)

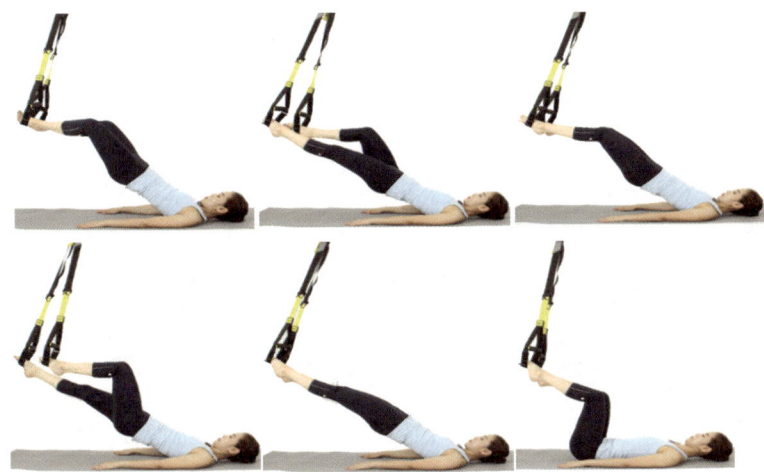

핸들 길이	길게
반복횟수	각 3-6회

시작 자세 머리는 앵커 포인트를 향하고 다리는 풋크래들에 걸고 뒤꿈치를 붙이고 무릎을 구부린 상태에서 엉덩이를 들어올려 브릿지 자세를 만들어 줍니다.

운동 동작
1. 한 쪽 다리는 무릎을 펴 저측굴곡하고, 반대쪽 다리는 무릎을 접어 줍니다.
2. 신전한 다리 무릎을 굴곡하여 다리를 당겨 와서 시작자세로 돌아옵니다.
3. 저측굴곡한 다리는 신전하고, 신전한 다리는 굴곡하여 동작을 해줍니다.
4. 굴곡한 다리를 신전해 저측굴곡을 유지합니다.
5. 무릎을 굴곡하여 다리를 당겨 와서 시작자세로 돌아옵니다.
6. 뒤꿈치와 발가락을 벌리며 무릎은 굴곡한 상태로 엉덩이를 바닥으로 낮춥니다.
7. 엉덩이를 들어올려 시작 자세로 돌아갑니다.

Tip
· 동작 내내 엉덩이와 골반의 사각형으로 유지합니다.
· 척추 중립을 유지하면서 요추의 과신전을 피합니다.
· 앞뒤로 흔들리는 것을 방지하기 위해 안정화하는 다리를 누릅니다.

Magician Walks

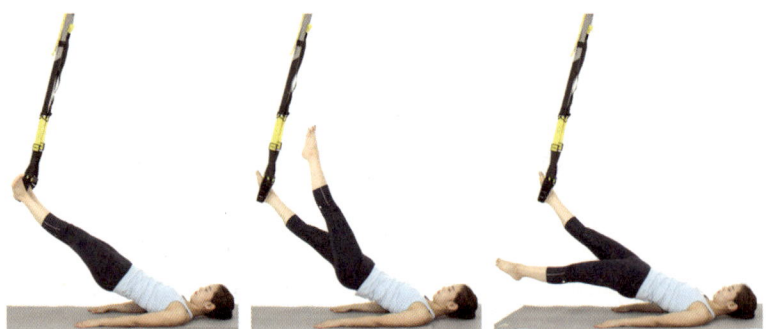

핸들 길이	길게
반복횟수	각 5회

시작 자세   머리는 앵커 포인트를 향하고 다리는 앵커포인트와 떨어뜨려 눕습니다. 한 다리는 풋크래들이에 걸고, 반대 다리는 저측굴곡하여 뻗어줍니다. 흉추까지 바닥에서 들어 올리고, 팔은 길에 매트 위에 둡니다. 척추와 골반의 중립을 유지하고 견갑골을 안정화 합니다.

운동 동작
1. 동작을 하는 다리는 천장을 향해 약간만 들어올리면서 운동을 시작합니다.
2. 동작을 하는 다리를 안정화하는 다리 밑으로 약간 내립니다.
3. 동작을 하는 다리로 5번 가위차기를 하는 동안 호흡을 마십니다.
4. 동작을 하는 다리로 5번 가위차기를 하는 동안 호흡을 내뱉습니다.
5. 마지막 반복에서, 동작을 하는 다리를 시작자세로 되돌립니다.

Tip
- 빠른 가위차기 동작을 할 때 엉덩이와 골반을 균형 유지하며, 위아래로 흔들리지 않게 합니다.
- 골반의 안정성을 유지할 수 있을 정도로만 다리는 내리고 올립니다.
- 골반과 척추의 중립을 유지하여 요추의 과신전을 피합니다.

Neck Pull

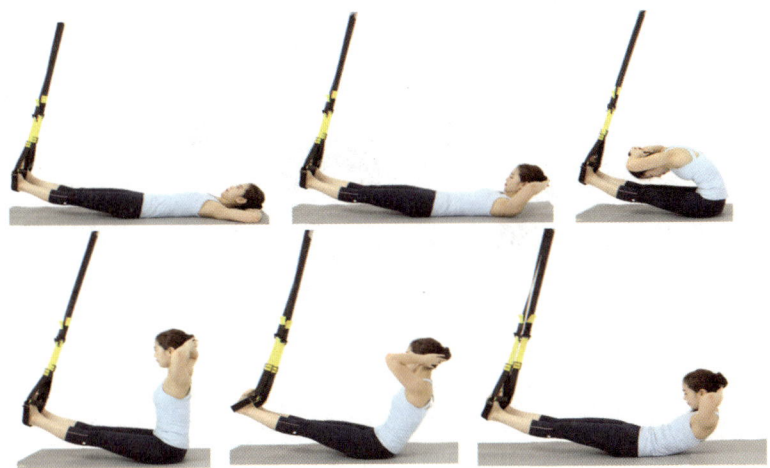

핸들 길이	길게
반복횟수	각 3-5회

시작 자세 누워서 다리를 뻗어 뒤꿈치를 풋크래들에 두고, 뒤꿈치는 앵커포인트 아래 놓고, 손은 머리 뒤로 손깍지를 껴주고 척추와 골반의 중립을 만들어 줍니다.

운동 동작
1. 턱을 당겨 머리를 매트에서 들어올려줍니다.
2. 머리부터 꼬리뼈까지 분절하여 올라옵니다.
3. 꼬리뼈부터 척추를 바르게 세워 중립을 만들어 줍니다.
4. 꼬리뼈부터 다시 분절하여 바닥으로 내려갑니다.

Tip
· 힌지는 척추의 중립을 유지할 수 있는 만큼만 유지합니다.
· 돌아오는 동작에서 미추와 머리를 분절합니다.

Frog Back Hips Up

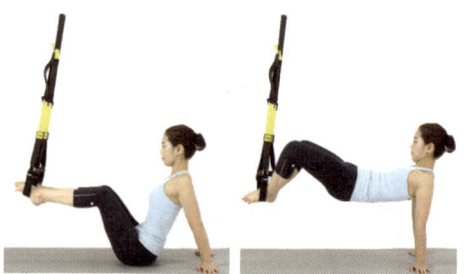

핸들 길이	2/3 길이
반복횟수	각 3-5회

시작 자세 풋 크래들에 발목을 저측굴곡하고, 무릎을 굴곡하여 줍니다. 두 손은 몸통 뒤에 두고 척추와 골반을 중립으로 하여 안정화 합니다.

운동 동작
1. 매트에서 엉덩이를 들어 올려 운동을 시작합니다
2. 뒤꿈치는 붙이고 무릎을 다시 개구리 자세로 밉니다.
3. 개구리 자세를 유지하면서 엉덩이를 매트로 다시 낮춥니다.

Tip · 운동 내내 무릎의 굴곡을 그대로 유지하고, 다리를 몸 밖으로 합니다.

응용 자세

Frog Back Bend & Stretch / Lift & Lower Combo

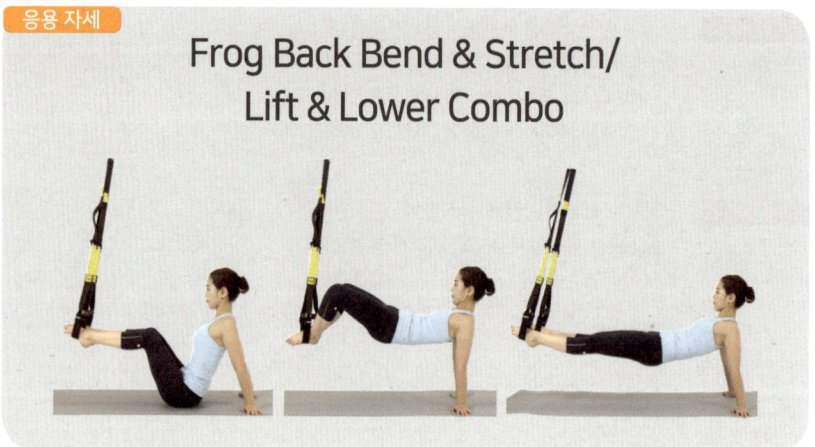

Tendon Stretch

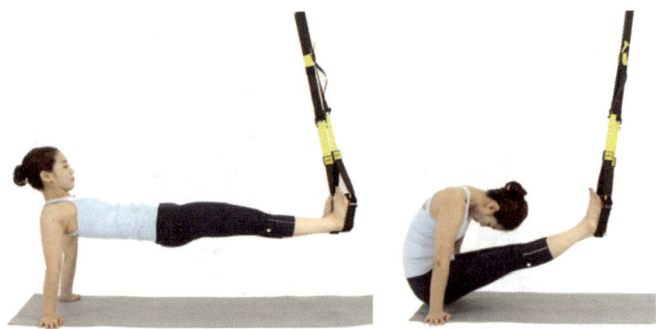

핸들 길이	길게
반복횟수	각 3-5회

시작 자세 바닥에 양손을 짚고, 풋크래들에 발뒤꿈치를 걸고 바닥에서 엉덩이를 들어 올려 몸을 일직선으로 만들어 줍니다.

운동 동작
1. 상체를 숙이며 C커브로 말아서 엉덩이를 내려 바닥에 닿게 합니다.
2. 다리를 뻗으며 엉덩이를 들어 올리면서 시작 자세로 돌아갑니다.

Tip · 어깨가 내려앉는 것을 피하고, 동작 내내 풋 크래들에 텐션을 유지하여 합니다.

Teaser Feet In Straps

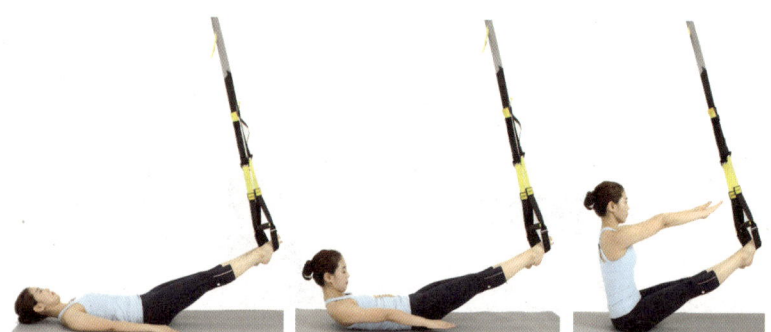

핸들 길이	길게
반복횟수	각 3-5회
시작 자세	골반은 앵커 포인트 밑에 두고 아치를 풋 크래들에 걸고, 팔을 매트에 놓습니다.
운동 동작	1. 팔은 매트에서 5cm 정도 띄워주고 머리부터 천천히 들어올려줍니다. 2. 척추를 바르게 세워 두 손은 멀리 뻗어줍니다.
Tip	· 동작 내내 풋 크래들에 일정한 장력을 유지합니다.

One Leg Circle

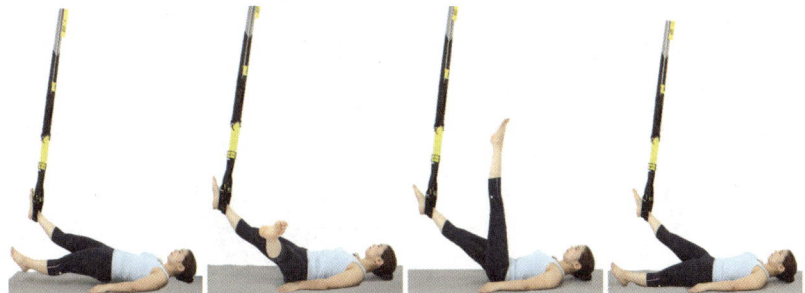

핸들 길이	2/3 ~ 긴 길이
반복횟수	각 3-5회
시작 자세	골반과 척추를 중립으로 하여 바로 눕습니다. 한쪽 다리는 풋 크래들에 발목을 걸어 줍니다. 앵커 포인트 바로 아래에 발을 놓습니다. 팔은 매트에 길게 뻗고 발목은 저측 굴곡 합니다.
운동 동작	1. 바닥에 위치한 다리를 바깥쪽으로 원을 그리며 천장을 향해 들어 올린다. 2. 움직이는 다리를 시작 위치로 되돌리고 한 방향으로 5회 반복합니다.
Tip	· 운동 내내 척추와 골반을 중립으로 유지합니다. · 골반과 척추가 안정화될 수 있는 한 원폭을 최대한 넓게 합니다.

SUPINE FOOT ON TOP HANDLE: Scissors

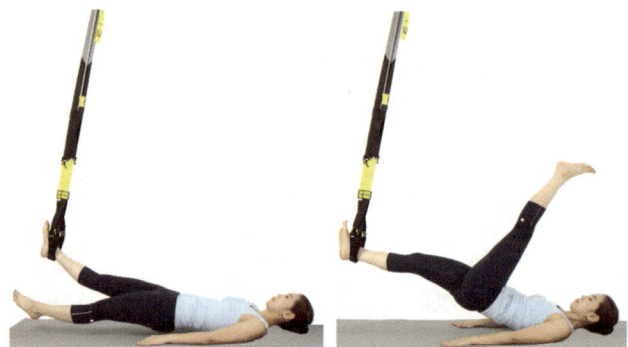

| 핸들 길이 | 길게 |

| 반복횟수 | 각 3-5회 |

| 시작 자세 | 두 팔은 매트에 길게 뻗어주고 한 다리를 풋크래들에 걸고 반대쪽 다리는 매트에서 5cm정도 띄워줍니다. |

| 운동 동작 | 1. 매트에 뻗었던 다리를 몸통 쪽으로 당겨줍니다.
2. 다시 처음 자세로 돌아가 반복하여 줍니다. |

| Tip | · 동작 내내 다리를 곧고 평행하게 유지합니다.
· 등 상부로 지지하여 목까지 하중이 오지 않게 합니다. |

Bicycle

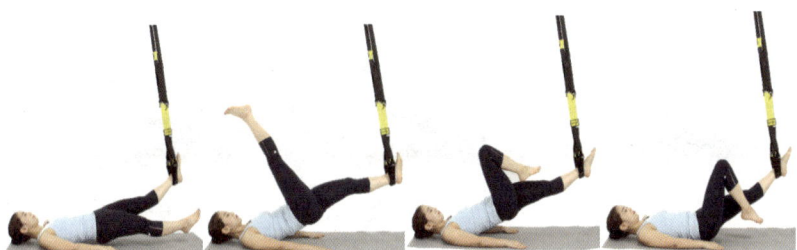

핸들 길이	길게
반복횟수	각 3-5회
시작 자세	두 팔은 매트에 길게 뻗어주고 한 다리를 풋크래들에 걸고 반대쪽 다리는 매트에 둡니다. 엉덩이는 매트에서 들어주고 척추와 골반의 중립을 유지하고 견갑골을 안정화 합니다.
운동 동작	1. 매트에 뻗었던 다리를 몸통 쪽으로 당겨줍니다. 2. 뻗었던 다리의 무릎을 굴곡 시킵니다. 3. 자전거를 타듯이 무릎을 접은 상태로 매트방향으로 내려줍니다.
Tip	· 운동 내내 다리를 곧게 평행하게 유지합니다. · 너무 높게 올라와 목까지 가지 않도록 주의합니다. 상부흉추까지만 오게 합니다.

Tree SERIES

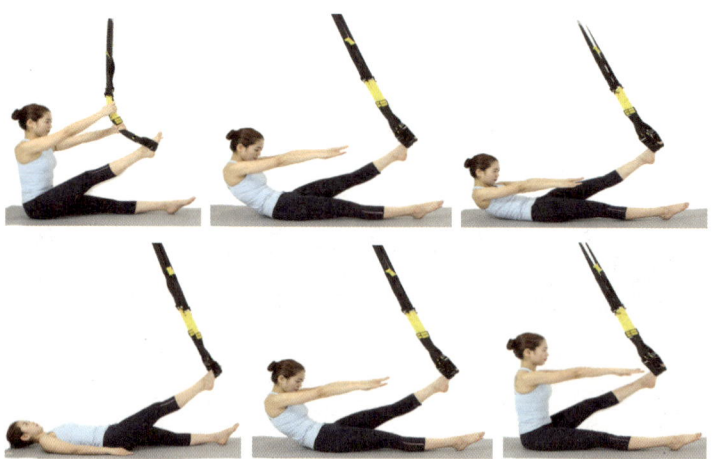

핸들 길이	길게
반복횟수	각 3-5회
시작 자세	한쪽 풋 크래들에 발을 놓고 반대 발은 매트에 저측굴곡하여 뻗어줍니다. 양손으로 핸들을 잡아줍니다. 이때 척추와 골반의 중립을 맞추고, 견갑골을 안정화 합니다.
운동 동작	1. 꼬리뼈부터 분절하여 롤다운 동작을 해줍니다. 2. 매트에 완전히 내려가 몸통의 중립을 잡아줍니다. 3. 롤업 동작으로 다시 올라옵니다. 4. 척추의 정렬을 유지해 동작을 다시 반복해줍니다.
Tip	· 매트에 있는 다리 뒤꿈치를 아래방향으로 힘을 실어 다리가 들리는것을 잡아줍니다.

Leg Pull

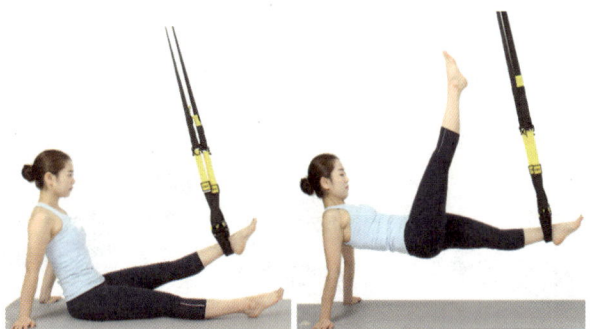

핸들 길이	2/3 ~ 긴 길이
반복횟수	각 3-5회

시작 자세 매트에 엉덩이를 붙여 앉아 한쪽 다리를 풋 크레들에 발목을 걸어줍니다. 이 때 양발은 저측굴곡 해줍니다. 두 팔은 몸통 뒤에 위치해 척추와 골반의 중립을 맞추고, 견갑골을 안정화 합니다.

운동 동작
1. 엉덩이를 들어올리면서 풋 크레들 반대쪽 다리를 하늘방향으로 뻗어줍니다.
2. 저측굴곡을 유지해 매트에 엉덩이와 다리를 내려놓고 반복해줍니다.

Tip · 지지하는 다리의 풋 크래들에 핸들의 흔들림을 피한채, 압력을 계속 줍니다.

Twisted Tendon Stretch

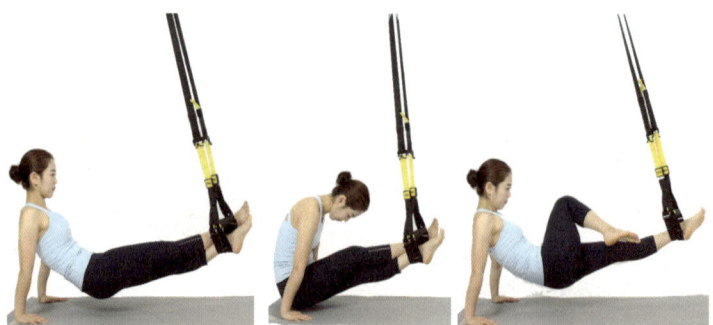

핸들 길이	2/3 ~ 긴 길이

반복횟수	각 3-5회

시작 자세 풋 크래들에 한 다리 발목을 걸어주고 나머지 다리는 그 위에 올려줍니다. 엉덩이는 매트에서 띄워주고 몸 뒤쪽의 팔은 척추를 안정화 할만큼 넓게 유지합니다.

운동 동작
1. 매트에서 엉덩이를 들어 올리고 씨커드를 만들어 팔을 눌러 줍니다.
2. 엉덩이를 들어올리면서 무릎을 굴곡하여 가슴쪽으로 당겨줍니다.

Tip
· 운동을 계속 하며, 팔과 끈에 압력을 가합니다.
· 이는 가동범위를 늘리는 데 도움이 됩니다.

Tree Backbend

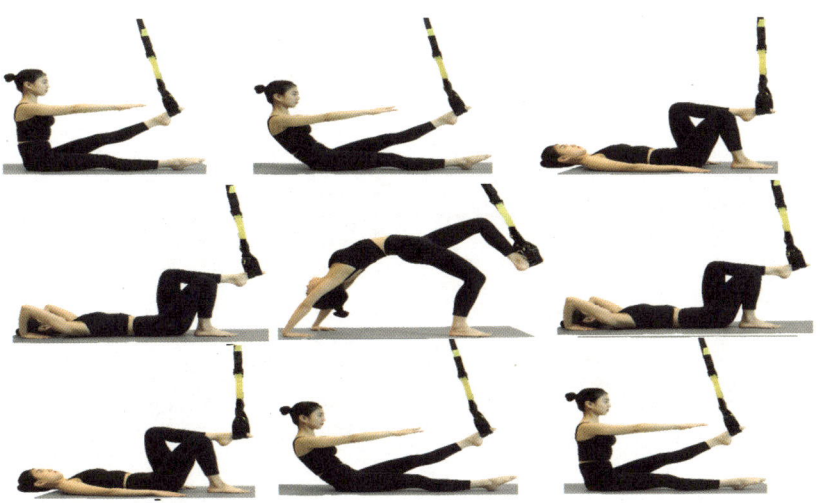

핸들 길이	길게
반복횟수	각 3-5회
시작 자세	풋 크래들에 한발을 다 놓고 반대 발은 매트에 저측굴곡하여 뻗어줍니다. 양 팔은 앞으로 길게 뻗어줍니다. 이때 척추와 골반의 중립을 맞추고, 견갑골을 안정화 합니다.
운동 동작	1. 분절하여 롤다운 동작을 합니다. 2. 풋 크래들에 위치한 다리의 무릎을 굴곡하여 줍니다. 3. 두손은 얼굴 옆으로 가져가 팔꿈치를 접어줍니다. 4. 손바닥을 강하게 눌러 팔꿈치를 펴면서 몸통을 들어올려줍니다. 5. 팔꿈치를 접어 몸통을 매트로 내려놓습니다. 6. 두 팔은 골반 옆으로 다시 가져옵니다. 7. 롤업하여 처음 자세로 돌아옵니다.
Tip	• 백핸드를 수행할 때 크래들에 있는 발에 압력을 가합니다. • 다리를 오르내릴때, 코어의 운동량이 많게, 팔의 운동량은 적게 합니다.

코어와 근력강화를 위한 서스펜션
서스펜션 필라테스
교과서 Suspension Pilates

Prone
(13가지)

Swan Dive Prep

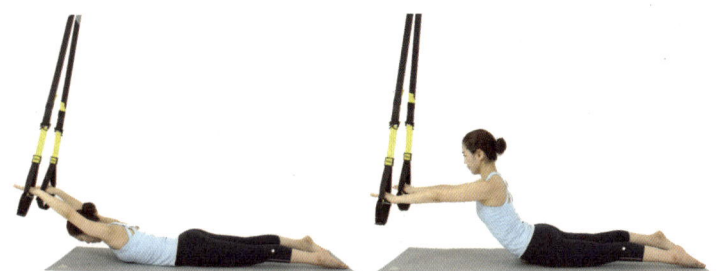

핸들 길이	길게
반복횟수	각 3-5회
시작 자세	엎드린 상태에서 머리를 앵커포인트를 향하게 하고 손은 핸들에 걸어 팔을 길게 뻗어 줍니다. 다리는 어깨 너비보다 약간 넓게 외전하여, 골반과 척추는 중립을 유지하고, 견갑골은 안정화 합니다.
운동 동작	1. 손바닥을 아래로 눌러주면서 상체를 들어올려줍니다. 2. 복부부터 천천히 다시 매트로 내려와 처음자세로 돌아옵니다.
Tip	· 동작을 하는 동안 핸들에 장력을 유지합니다. · 복근을 곧게 세워 신전 동작 동안 등 하부가 내려 앉지 않도록 합니다.

응용 자세

Swan Dive Full-Rocking

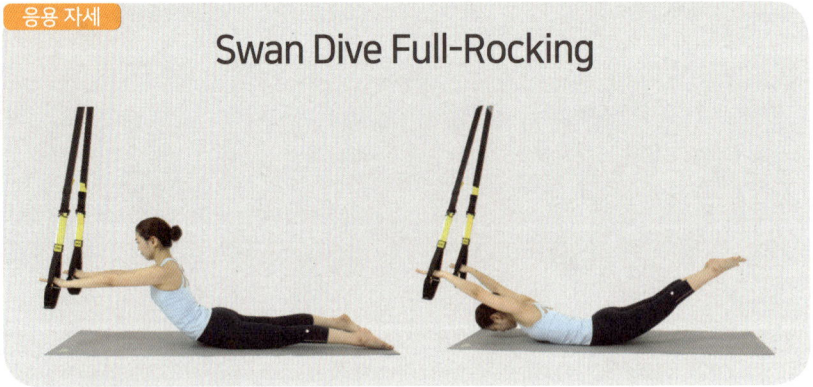

서스펜션 필라테스

Push-Thru on Stomach with Back Extension

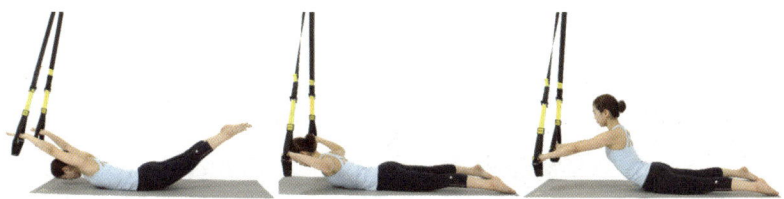

핸들 길이 길게

반복횟수 각 3-5회

시작 자세 엎드린 채 머리 부분이 앵커 포인트를 향하게 한 후, 손은 핸들을 가볍게 잡아줍니다.
두 다리는 발목을 저측굴곡하여 들어올려줍니다.

운동 동작
1. 두 다리는 발목의 저측굴곡을 유지해 매트로 내려 놓으면서 팔꿈치를 접어 당겨 줍니다.
2. 접은 팔꿈치를 펴면서 상체를 들어 올려 스완동작으로 연결해줍니다.

Tip
· 동작 동안 핸들에 장력을 유지합니다.
· 복근을 곧게 세워 신전 동작 동안 요추가 내려 앉지 않도록 합니다.
· 팔을 구부리는 동작에는 흉부의 신전만 일어나게 합니다.

응용 자세

Prone Rotation

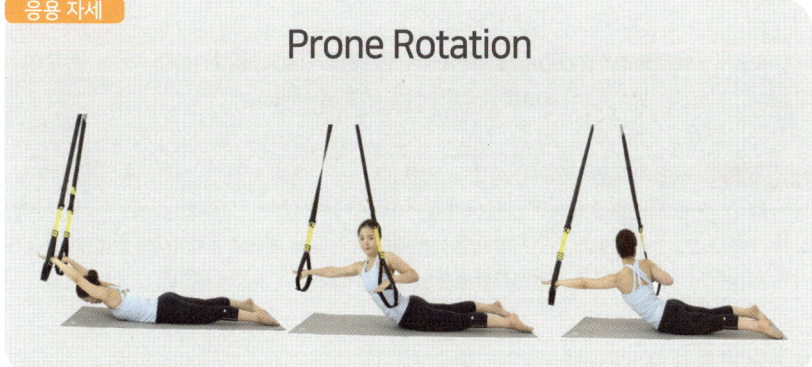

Prone Rotation

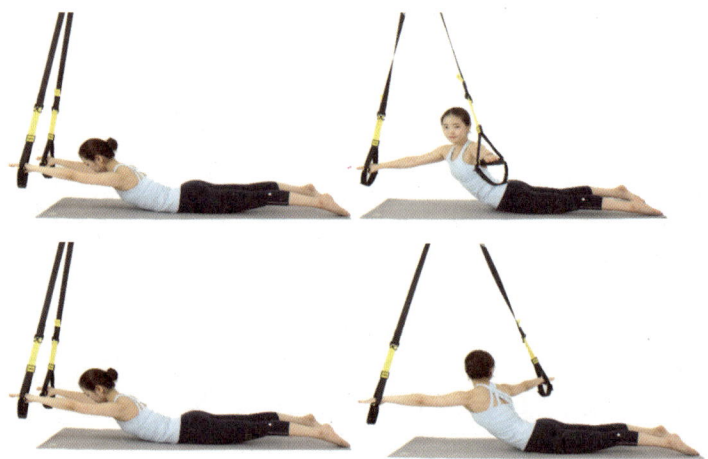

핸들 길이	길게
반복횟수	각 3-5회
시작 자세	엎드린 채 머리 부분이 앵커 포인트를 향하게 한 후, 손은 핸들을 가볍게 잡아줍니다. 앵커 포인트에 다리는 어깨 너비보다 약간 넓게 하여 저측굴곡 하여줍니다. 골반과 척추는 중립을 유지하고, 견갑골은 안정화 합니다.
운동 동작	1. 양손으로 지그시 바닥을 누르며 몸통을 신전시켜 상체를 일으켜 세운 뒤 한 팔을 몸통과 같이 회전하여 줍니다. 2. 벌렸던 팔을 다시 앞으로 모아주면서 처음 자세로 돌아옵니다. 3. 반대방향도 같은 방법으로 동작을 진행해줍니다.
Tip	· 동작 동안 핸들에 장력을 유지합니다. · 복근을 곧게 세워 신전 동작 동안 요추가 내려 앉지 않도록 합니다. · 동측 몸통을 회전시키고 동시에 같은 측의 몸통 쪽으로 동작하려는 팔을 뻗습니다. · 골반의 균형을 유지하고 몸통만 회전시킵니다.

One Leg Kick

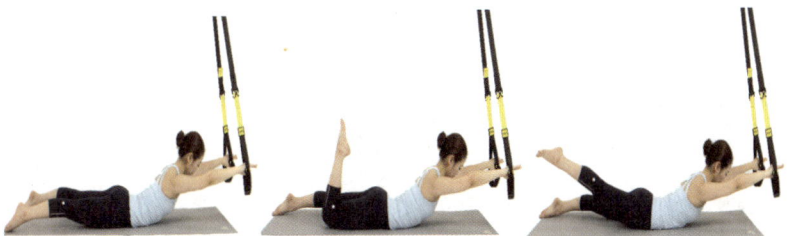

핸들 길이	길게
반복횟수	각 5-8회

시작 자세 머리는 앵커포인트와 가깝게 하고 다리는 벌리고 엎드립니다. 흉추는 축성신장하여 손은 어깨너비나 조금 더 넓게 하여 풋 크래들을 잡습니다.

운동 동작
1. 발목의 저측굴곡을 유지한 채로 오른쪽 무릎을 굴곡하면서 동작을 시작합니다.
2. 구부렸던 무릎을 피면서 발을 내리고 시작자세로 돌아갑니다.
3. 반대쪽 발로 같은 동작을 반복합니다.

Tip
· 복근을 들어올려 요추가 쳐지지 않게 합니다.
· 견갑골을 안정화하기 위해서 동작 내내 풋 크래들을 누릅니다.
· 바닥에 다리를 내려놓을 때 햄스트링을 활성화하여 다리에 저항감을 느낍니다.

응용 자세

Double Leg Kick

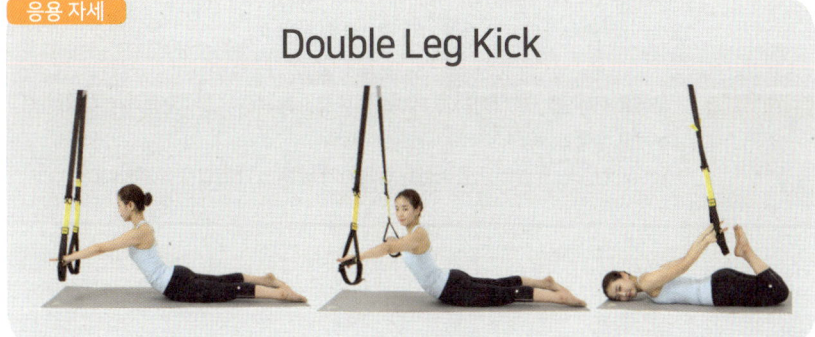

Swimming Legs

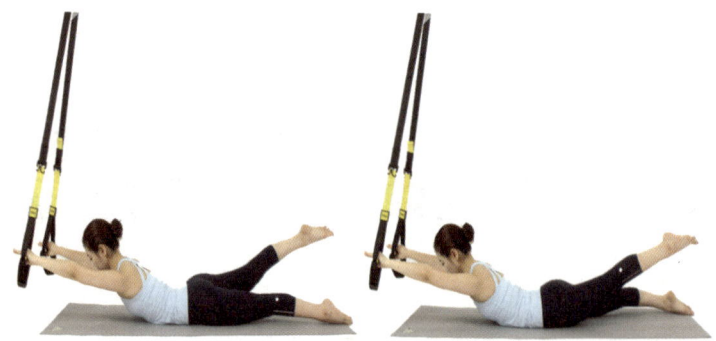

| 핸들 길이 | 2/3 ~ 긴 길이 |
| 반복횟수 | 각 3-5회 |

시작 자세 머리는 앵커포인트와 가깝게 하고 다리는 벌리고 엎드립니다. 흉추는 축성신장하고 손은 어깨너비나 조금 더 넓게 하여 풋크래들을 잡습니다. 오른쪽 다리는 펴 하늘방향으로 들어 올리고, 왼쪽 다리는 저측굴곡하여 매트에 내려놓습니다.

운동 동작
1. 양손을 핸들에 올리고 양발은 저측굴곡 한 상태에서 시작합니다
2. 양손은 고정하고 한발씩 번갈아가며 높게 들어올립니다
3. 수영 동작으로 다리를 교차하면서 계속 들어 올립니다.
4. 마지막 반복에서 두 다리를 매트에서 들어 올리고 잠시 멈춥니다.
5. 두 다리를 다시 매트로 돌려 시작 위치로 되돌립니다.

Tip
- 운동을 하는 내내 흉부확장과 척추뼈를 안정화를 위해서 양손으로 핸들을 지그시 누르고 수행합니다.
- 요추의 침하와 골반의 기울어짐을 방지하기 위해 코어 결합을 유지합니다.

Heel Squeeze Prone Lifts

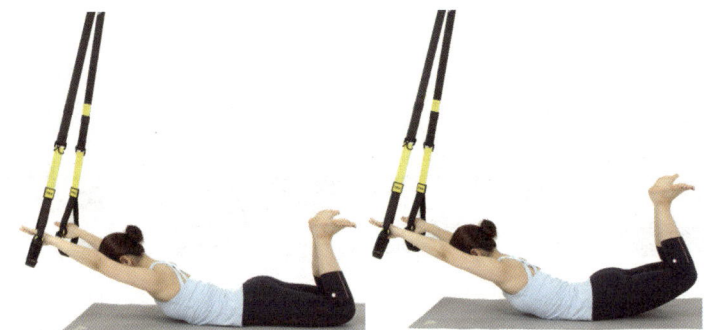

| 핸들 길이 | 2/3 ~ 긴 길이 |

| 반복횟수 | 각 3-5회 |

| 시작 자세 | 바닥에 엎드린 상태에서 양손은 핸들에 지지하고, 견갑골을 안정화 시킨 상태로 상체를 들어 올려 확장시키고, 다리는 90도 각도로 구부린 상태에서 뒤꿈치를 붙이고 발은 외전 시킨 자세를 취합니다.

| 운동 동작 |
1. 뒤꿈치를 하늘방향으로 누른다는 느낌으로 들어올립니다.
2. 엉덩이의 장력을 유지하며 다리를 지면으로 내립니다.

| Tip |
· 다리를 들어 올리기 위해 요추를 신전하는 것을 피합니다.
· 엉덩이 및 햄스트링을 잡아두어 이동을 시작합니다.

Slow Grasshopper

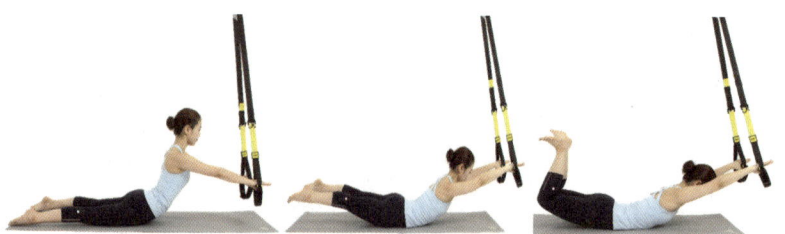

핸들 길이	길게
반복횟수	3-5회
시작 자세	머리는 앵커 포인트를 향하고 다리는 골반 너비보다 좀 더 넓게 측면으로 외전하여 앵커포인트에서 떨어뜨려 눕습니다. 팔은 어깨 너비나 좀 더 넓게 하여 몸 앞에 둡니다. 척추 축성신장하고 견갑골을 안정화 합니다.
운동 동작	1. 척추 신전자세로 앞으로 흔들면서 운동 동작을 시작합니다. 2. 상체를 앞으로 기울이며 다리를 들어올립니다. 3. 끝부분에서 무릎을 굴곡하여 뒤꿈치를 엉덩이로 가져옵니다. 4. 시작 자세로 되돌아갑니다.
Tip	· 흉추를 신전하기 위해서 동작 내내 핸들을 누릅니다. · 척추의 과신전을 피합니다. · 뒤꿈치는 천장을 향하며 무릎을 올립니다.

Swimming Legs with Rotation

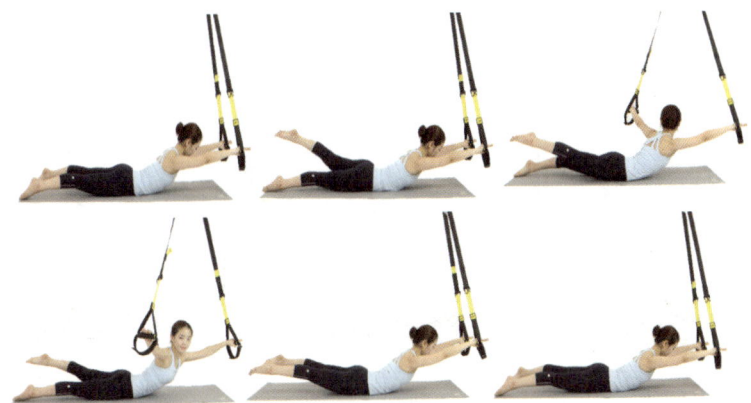

핸들 길이	길게
반복횟수	3-5세트
시작 자세	머리는 앵커 포인트를 향하고 다리는 앵커포인트에 멀리 해서 엎드립니다. 흉추는 축성신장하고 손은 어깨 너비보다 좀 더 넓게 핸들을 잡습니다. 다리는 펴고, 골반 너비보다 좀 더 넓게 합니다. 발목은 저측굴곡합니다.
운동 동작	1. 한 다리를 바닥에서 들면서 동작을 시작합니다. 2. 들어 올렸던 다리를 바닥으로 내리면서 동시에 반대쪽 다리를 바닥에서 들어 올립니다. 3. 호흡을 마시는 동안 수영 동작을 5회 반복합니다. 4. 상부 몸통을 왼쪽으로 회전하면서 동시에 다리로 수영 자세를 5회 반복하고 호흡을 내쉽니다. 5. 몸의 회전을 풀며 시작 자세로 돌아오고 다리로 수영자세를 5회 반복하고 호흡을 마십니다. 6. 오른쪽으로 회전하면서 다리로 수영자세를 5회 반복하고 호흡을 내쉽니다. 7. 몸의 회전을 풀며 시작 자세로 돌아오고 다리로 수영자세를 5회 반복하고 호흡을 마십니다. 8. 오른쪽과 왼쪽으로 회전을 교대하면서 끊임없는 다리의 수영 자세를 계속합니다. 9. 마지막 반복에서, 시작 자세로 되돌아갑니다.
Tip	· 견갑골을 안정화하기 위해 동작 내내 줄을 누릅니다. · 회전은 천천히 통제하며 수행합니다. · 요추가 쳐지는 것이 방지하기 위해 동작 내내 코어 근육군을 활성화합니다.

Back Extension Arm Circles (in Half Pigeon Position)

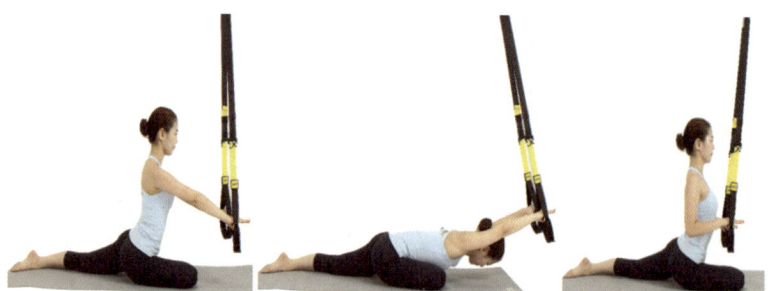

핸들 길이	2/3 ~ 긴 길이
반복횟수	3-5회

시작 자세 앞쪽 다리의 무릎을 구부리고, 뒷다리를 곧게 폅니다. 두 팔은 길게 뻗어 앵커 포인트 바로 아래에 있는 핸들에 손을 올리고, 척추와 골반은 중립을 유지한 상태에서 유연성에 따라 요추에 약간의 신전이 있을 수 있습니다.

운동 동작
1. 척추를 펴고 동시에 팔을 앞으로 뻗어 운동을 시작합니다
2. 척수 폄 상태에서 양팔을 앞으로 밀면서 고관절 굴곡하여 엎드립니다.
3. 얼굴이 매트를 바라보며 양어깨를 지그시 눌러줍니다.
4. 척추를 신전하여 제자리로 돌아오면서 양팔을 굴곡하여 양손을 몸통앞에 가져다 둡니다.

Tip · 운동 기간 내내 핸들에 압력을 가하여 핸들에 닿지 않도록 하며 견갑골을 안정화 합니다.

Transition: Half Pigeon Modified

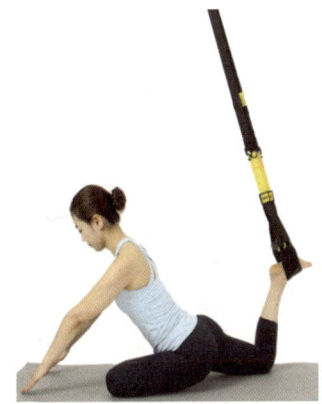

핸들 길이	2/3 ~ 긴 길이
반복횟수	각 3-5회
시작 자세	앞쪽 다리의 무릎을 구부리고, 뒤쪽 다리를 구부려 발을 풋 크래들에 놓고, 양손은 몸 앞에 있는 지면에 뻗어 닿게 합니다.
운동 동작	편안하게 호흡을 하면서 상체를 숙이며 고관절 주변 근육을 스트레치 합니다.
Tip	· 스트레치로 숨을 들이쉬고 신체가 유기적으로 분리되도록 합니다

코어와 근력강화를 위한 서스펜션
서스펜션 필라테스
교과서 Suspension Pilates

Kneeling
(30가지)

Transition Spinal massage

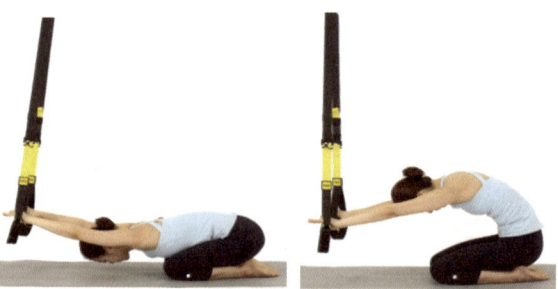

핸들 길이	길게
반복횟수	각 3-5회
시작 자세	닐링자세로 상체를 숙이고 손바닥은 핸들에 지지한 뒤 앵커 포인트 아래 또는 약간 멀리 둡니다.
운동 동작	1. 엎드린 자세에서 양손과 함께 상체를 뒤로 보내며 일어섭니다. 2. 양손을 처음 위치로 보내며 상체를 굴곡합니다.
Tip	· 꼬리뼈부터 상부 흉추 까지 분절하며 척추의 신전을 시작합니다. · 돌아올 시, 상부 흉추부터 꼬리뼈까지 분절하며 굴곡합니다. · 닐링자세에서 무릎이 아프거나 뒤꿈치에 앉기 힘든 경우 요가블록 또는 패드 또는 작은 공을 이용합니다.
응용 자세	

Child's Pose Arm Swings

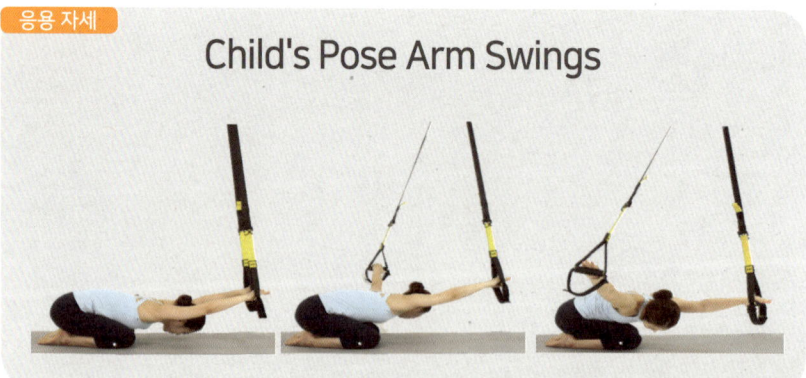

Control Front Straight Arms

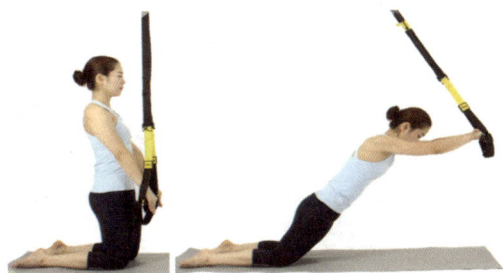

핸들 길이	길게
반복횟수	4-6회
시작 자세	닐링자세에서 양손은 핸들에 잡고 앵커포인트 바로 아래에 위치합니다.
운동 동작	1. 양 팔을 곧게 뻗은 자세로 앞으로 뻗으며 상체를 기울이며 내려갑니다. 2. 뻗었던 양손을 골반 앞으로 끌어 당기면서 제자리로 돌아옵니다.
Tip	· 요추의 중립을 유지하며 실시합니다. · 상부승모근이 긴장되지 않도록 견갑을 안정화 합니다.

응용 자세

Control Front Bent Arms In

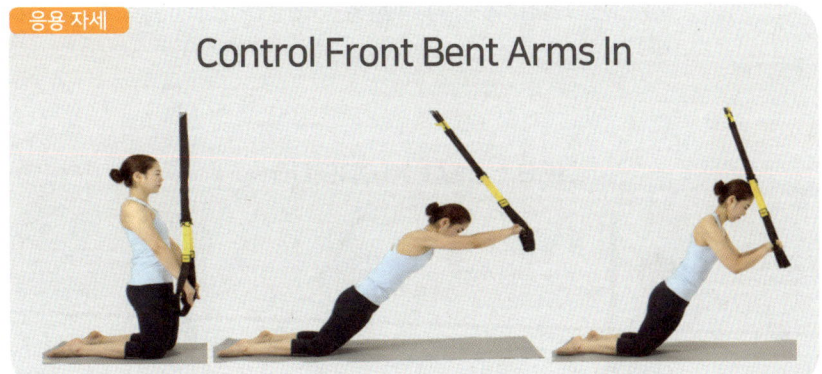

Kneeling Powerhouse See Saw

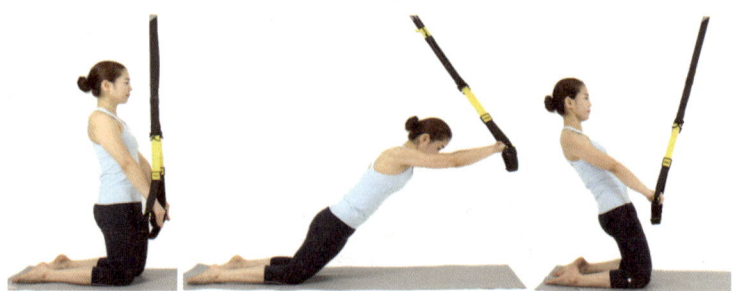

핸들 길이	길게
반복횟수	각 3-5회
시작 자세	닐링자세에서 양손은 핸들에 잡고 앵커포인트 바로 아래에 위치합니다.
운동 동작	1. 양 팔을 곧게 뻗은 자세로 앞으로 뻗으며 상체를 기울이며 내려갑니다. 2. 머리부터 무릎까지 척추와 골반의 정렬을 유지한 상태에서 상체를 뒤로 보내며 눕듯이 돌아옵니다. 3. 기울여던 상체를 들어 올리면서 제자리로 돌아옵니다.
Tip	· 동작 내내 척추를 길게 하여, 중립을 유지합니다. · 요추의 처짐 또는 신전을 방지하기 위해 복근, 고관절 신전근, 내전근들의 긴장을 유지합니다.

응용 자세

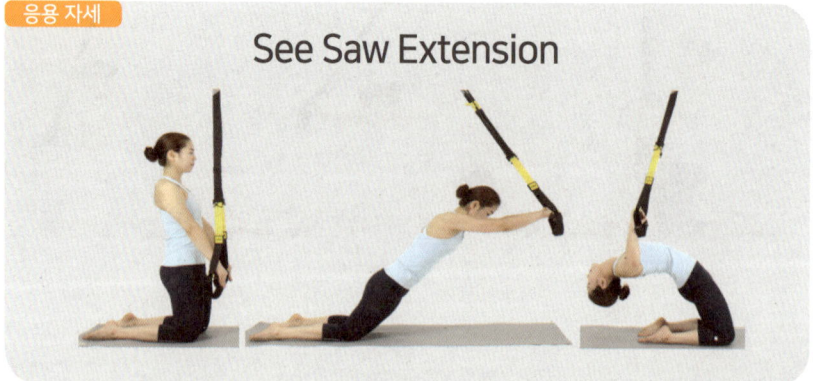

See Saw Extension

Cat Stretch

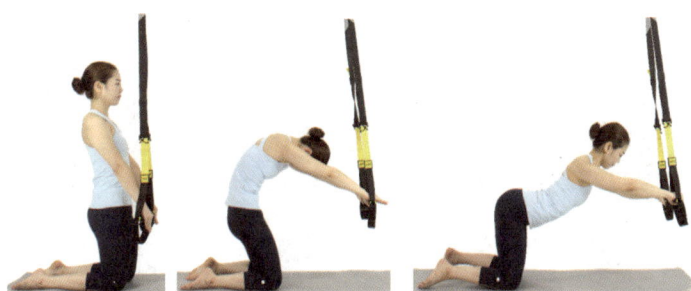

핸들 길이	길게
반복횟수	각 3-5회
시작 자세	닐링자세에서 양손은 핸들을 잡고 앵커포인트 바로 아래에 위치합니다..
운동 동작	1. 팔을 앞으로 밀면서 척추를 천장방향을 향해 척추분절을 하며 등근육을 늘려줍니다. 2. 양 팔을 끝부분까지 밀어줄때 척추는 신전하여 등근육에 수축을 느낍니다. 3. 천천히 분절하며 제자리로 돌아옵니다.
Tip	· 엉덩이 위로 어깨를 유지하고 앞으로 기울입니다. · 동작 내내 핸들의 장력을 유지합니다. · 머리부터 미추까지 앞으로 굴곡을 시작합니다. 그리고 돌아올때는 꼬리뼈부터 머리 순으로 구부립니다. · 신전 동작중 요추의 과신전을 피하고, 복근과 고관절 신전근의 활성화를 유지합니다.

KNEELING REFORMER SERIES : Chest Expansion

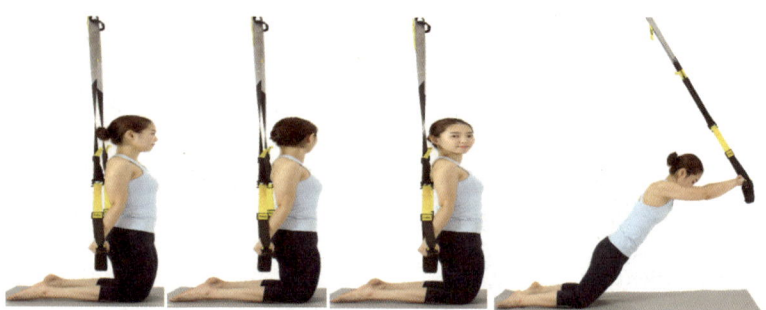

핸들 길이	길게
반복횟수	각 3-5회
시작 자세	닐링자세에서 양손은 핸들에 잡고 체간 뒤쪽에 위치 합니다.
운동 동작	1. 핸들을 누른 상태에서 시선을 좌우로 회전합니다. 2. 두 손을 앞으로 뻗으면서 체간의 중심을 매트쪽으로 이동합니다.
Tip	· 운동을 하는 내내 핸들을 누르며 견갑골을 안정화 시킵니다. · 중립 척추와 골반을 유지할 수 있는 한 앵커포인트에서 멀리 떨어져 있습니다.

Rotating Triceps

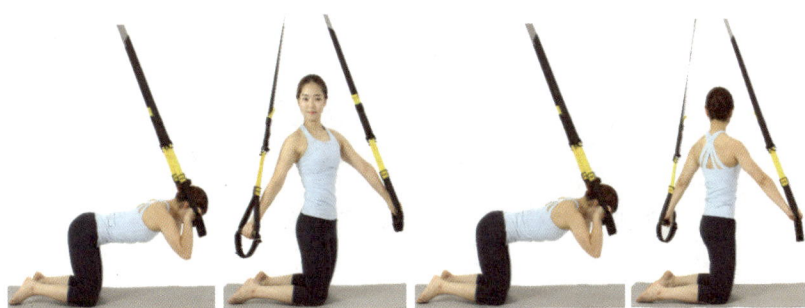

핸들 길이	길게
반복횟수	각 3-5회
시작 자세	팔꿈치를 구부려 어깨 바로 아래에 둔 상태로 네발기기 자세를 한 채, 핸들을 잡습니다. 이때, 견갑골은 안정화하고 척추와 골반은 길게 중립을 맞춥니다.
운동 동작	1. 닐링자세를 만들면서 양 팔을 벌려 오른쪽으로 회전합니다. 2. 팔꿈치를 구부려 다시 반대로 회전하며 처음 자세로 돌아옵니다. 3. 닐링자세를 만들면서 양 팔을 벌려 왼쪽으로 회전합니다. 4. 다시 처음 자세로 돌아옵니다.
Tip	· 갈비뼈가 popping되거나 어깨와 등하부가 내려앉지 않도록 합니다. · 머리가 회전하는 동안 어깨, 몸통, 골반 정사각형모양을 유지하여 앞으로 뻗어지도록 유지합니다.

Mermaid

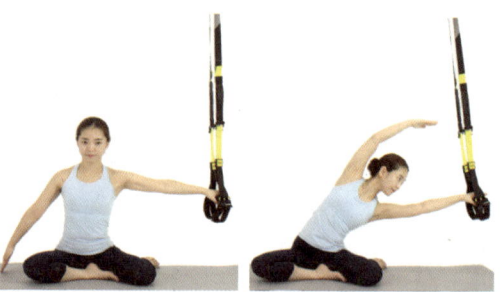

핸들 길이	길게
반복횟수	각 3-5회
시작 자세	앵커 포인트에서 1인치 정도 떨어진 곳에 인어 자세의 다리로 측면에 앉아 손을 핸들에 가장 가깝게 잡고, 팔을 길게 뻗어줍니다. 척추와 골반의 중립을 유지하고, 견갑골을 안정화 합니다.
운동 동작	스트랩을 옆으로 밀면서 반대편 손은 천장방향으로 뻗어줍니다. 이때 시선은 핸들을 향합니다.
Tip	· 동작 내내 풋 크래들에 압력을 가합니다. · 스트레치를 하기 위해서, 동작 내내 어깨와 엉덩이를 유지합니다. · 앵커 포인트에서 손을 떼면, 바깥 팔의 팔꿈치로 이동합니다.
응용 자세	

Mermaid Elbow Arm Reach

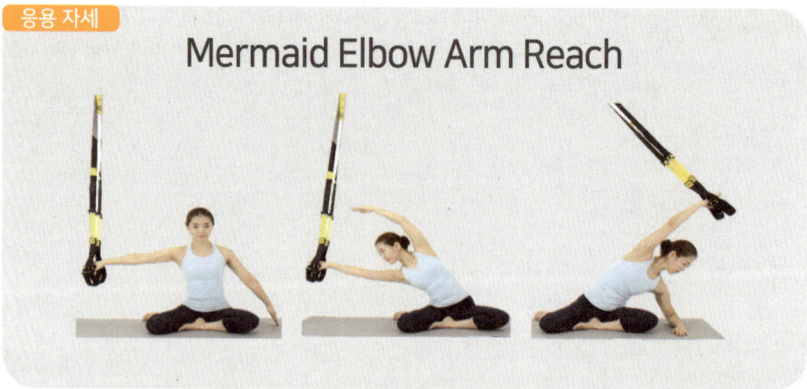

서스펜션 필라테스

Side Kick

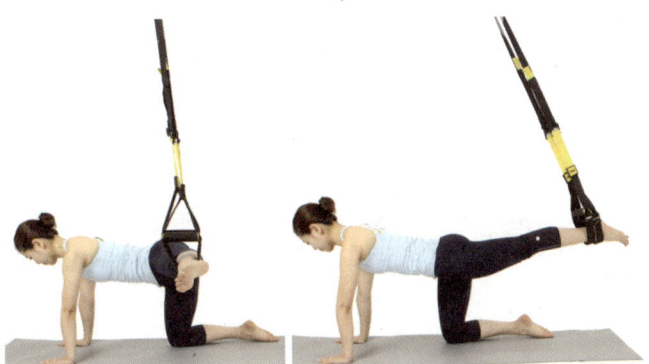

핸들 길이	길게
반복횟수	각 3-5회
시작 자세	손은 어깨 바로 아래쪽에 두고 앵커 포인트 밑에 머리를 둡니다. 한쪽 무릎은 엉덩이 밑에 두고, 나머지 다리는 길게 풋 크래들쪽으로 뻗어줍니다. 움직이는 다리를 평행하거나 고관절에서 약간 측면으로 회전하게 하고 척추뼈를 안정화합니다.
운동 동작	1. 발목의 저측굴곡하고 원을 그리면서 다리를 몸통과 일직선이 되도록 가지고 옵니다. 2. 다시 처음 자세로 돌아가 반복해 줍니다.
Tip	· 동작은 고관절에서만 일어납니다. · 복부의 연결을 유지하여 늑골이 펌핑되지 않도록 합니다.

PILATES PLANK SERIES: Plank Scapular Isolations

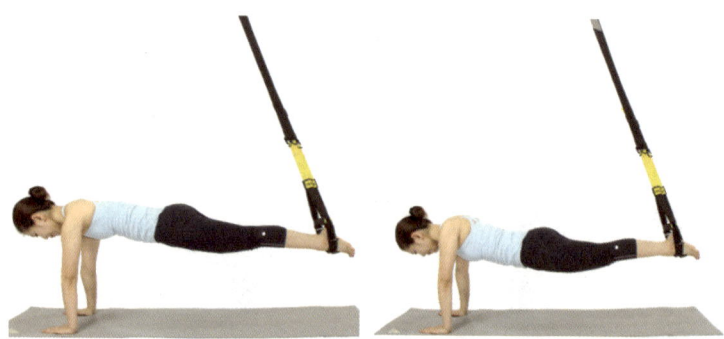

핸들 길이	길게
반복횟수	각 3-5회

시작 자세
다리를 곧게 뻗은 플랭크 자세에서, 두 발을 풋 크래들에 걸고 앵커 포인트 바로 밑에 둡니다. 손과 팔은 어깨 바로 아래두고, 골반과 척추는 중립을 유지하고, 견갑골은 안정화 합니다.

운동 동작
1. 견갑골을 후인시킵니다.
2. 견갑골의 중립으로 돌아갑니다.
3. 견갑골을 전인시킵니다.
4. 견갑골의 중립으로 돌아갑니다.

Tip
· 견갑골의 움직임을 못하게 고립 시킵니다.
· 전인, 후인중 척추의 움직임을 피합니다.
· 핸들에 균일한 압력을 가하여 다리를 활성화하여 사용하지 않도록 합니다.

Pelvis Rotation Flow

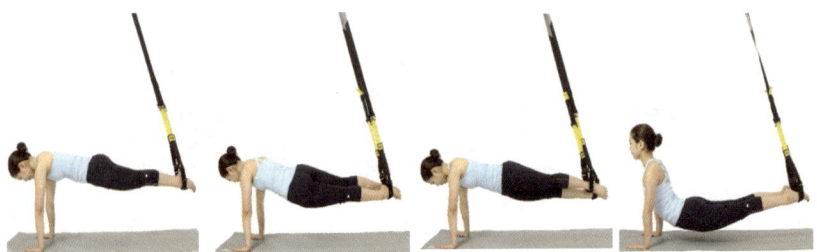

| 핸들 길이 | 2/3 길이(유연성에 따라 다름) |

| 반복횟수 | 각 3-5회 |

| 시작 자세 | 다리를 곧게 뻗은 플랭크 자세에서, 두 발은 풋 크래들에 걸고 앵커 포인트 바로 밑에 둡니다. 손과 팔은 어깨 바로 아래두고, 골반과 척추는 중립을 유지하고, 견갑골은 안정화 합니다. |

운동 동작
1. 골반을 한쪽 방향으로 회전 시켜 몸을 기울여 줍니다.
2. 처음 시작위치로 돌아와 반대쪽 방향으로 회전하며 몸을 기울여 줍니다.
3. 시작 위치로 돌아와 골반을 아래로 내리면서 상체를 신전시킵니다.
4. 시작 위치로 돌아와 반복해서 실시합니다.

Tip
· 신전 중 어깨와 요추가 내려 앉는 것을 관찰합니다.
· 골반을 회전하는 동안 골반만 움직여야 합니다.
  이때, 머리의 회전을 피합니다. 엉덩이만 분리할만한 작은 움직임입니다.

Side Leg Extension #1

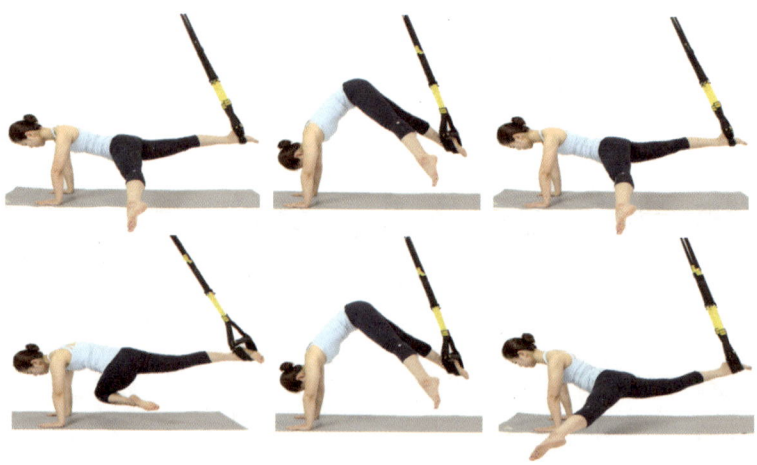

핸들 길이	2/3보다 더 길게
반복횟수	각 3-5회
시작 자세	양쪽 풋 크래들에 한 다리를 걸어주고, 손은 어깨 바로 아래에 위치하도록 하고, 랭크 자세를 취합니다. 척추와 골반을 중립으로 하고, 척추는 안정화 한 상태에서 한 쪽 다리를 외전하여 뻗어줍니다.
운동 동작	1. 척추와 골반, 움직이는 다리를 지면에서 벗어나서 몸을 위로 고정시키면서 엉덩이를 구부려 운동을 시작합니다 2. 엉덩이에 힘을 주고 시작자세로 돌아옵니다. 3. 뻗어있던 다리의 무릎을 굴곡하며 반대쪽으로 수평내전합니다. 4. 다리를 옆으로 차면서 엉덩이를 위로 들어줍니다. 5. 엉덩이에 힘을 주고 시작자세로 돌아옵니다.
Tip	· 몸통 아래 움직이려는 다리를 교차할시, 척추는 약간 구부려줍니다. · 이 연습은 각 횟수 사이에 멈추지 않고 계속 진행됩니다.

Front Plank Open and Close

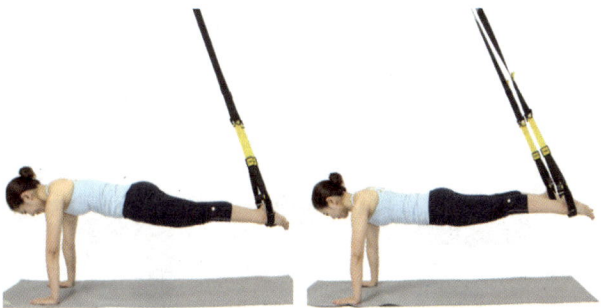

핸들 길이	2/3 ~ 긴 길이
반복횟수	8-10회

시작 자세 발을 풋 크래들에 넣고 손이 어깨 바로 아래에 위치하도록 합니다. 다리는 곧고 발목은 저측굴곡하며, 발가락은 부드럽게 포인트를 둡니다. 척추와 골반의 중립을 지키고 척추를 안정화 합니다.

운동 동작
1. 다리를 벌리며 운동을 시작합니다
2. 다리를 함께 붙입니다.
3. 4번 숨을 들이마신 다음 내쉬며 다리를 계속 모아 줍니다.

Tip
· 운동 내내 척추와 골반을 중립으로 유지합니다
· 전완을 바닥에 두고도 할 수 있습니다

응용 자세

Suspended Plank Scapular Isolations

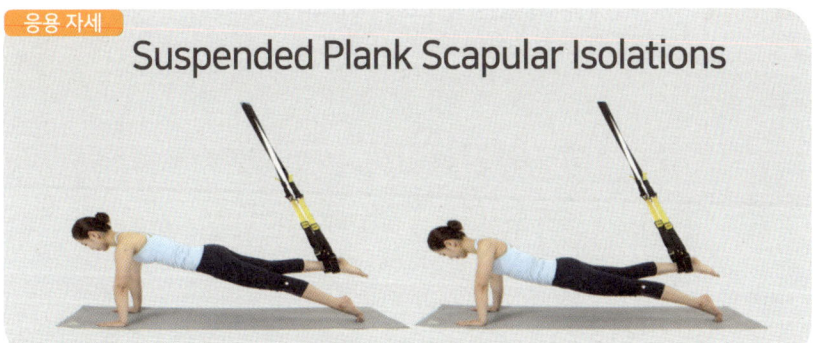

Alternate Knee Up

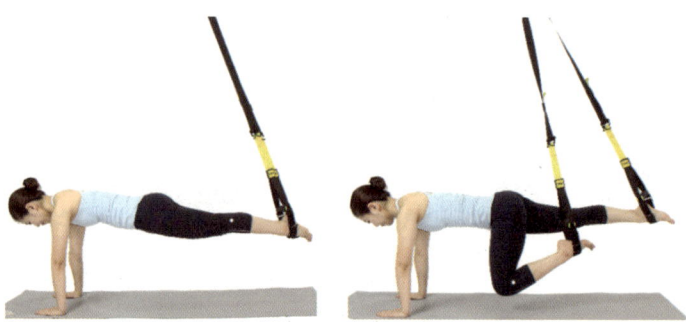

핸들 길이 2/3 ~ 긴 길이

반복횟수 각 3-5회

시작 자세 발을 풋 크래들에 넣고 손이 어깨 바로 아래에 위치하도록 합니다. 다리는 곧고 발목은 저측굴곡하며, 발가락은 부드럽게 포인트를 둡니다. 척추와 골반의 중립을 지키고 척추를 안정화 합니다.

운동 동작
1. 한 다리를 가슴쪽으로 구부리며 엉덩이를 위로 하여 운동을 시작합니다.
2. 계속해서 엉덩이를 올리고 반대쪽 다리를 구부려 다리를 바꿉니다.
3. 굽힘 상태를 계속 유지하며 엉덩이를 아래 위로 올리면서 다리의 상호 이동을 계속 합니다.

Tip
· 운동 내내 척추와 골반을 중립으로 유지합니다.
· 전완근으로도 할 수 있습니다.

Stir in the Pot

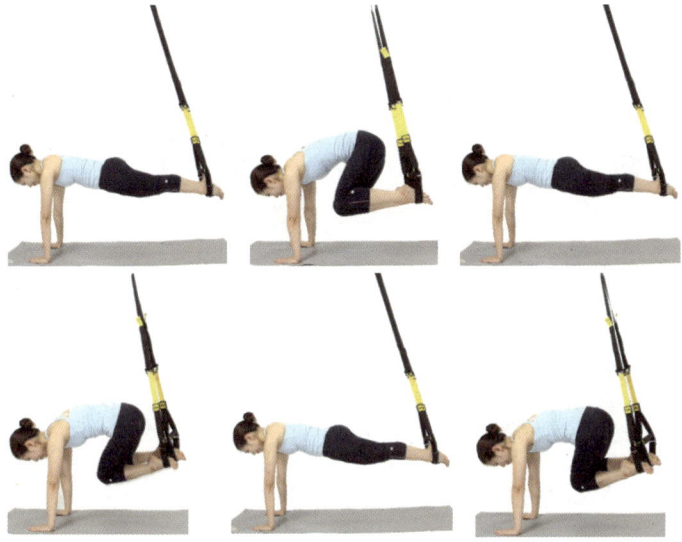

핸들 길이	2/3 ~ 긴 길이
반복횟수	각 3-5회
시작 자세	발을 풋 크래들에 넣고 손을 어깨 바로 위치하도록 합니다. 다리는 곧고 발목은 저측 굴곡하며, 발가락은 부드럽게 포인트를 둡니다. 척추와 골반의 중립을 지키고 척추를 안정화 합니다.
운동 동작	1. 척추와 다리를 구부리고 동시에 양쪽 무릎을 가슴 앞쪽까지 가져오면서 운동을 시작합니다. 2. 척추를 중립으로 되돌리는 동시에 다리를 다시 시작 위치로 늘립니다.
Tip	· 손가락을 넓게 벌리고 전완에도 힘을 주며 실시합니다.

Diamond Pull

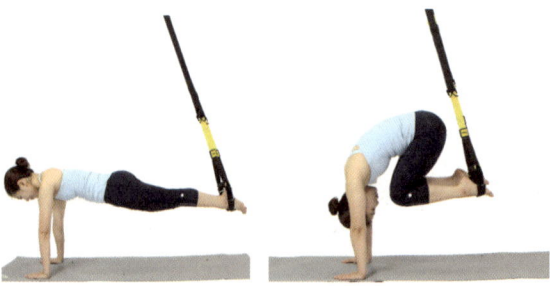

핸들 길이	2/3정도 길게
반복횟수	5-10회

시작 자세 발을 풋 크래들에 넣고 손이 어깨 바로 아래에 위치하도록 합니다. 다리는 곧고 발목은 저측굴곡하며, 발가락은 부드럽게 포인트를 둡니다. 척추와 골반의 중립을 지키고 척추를 안정화 합니다.

운동 동작
1. 척추와 다리를 구부리는 동시에 무릎이 코 쪽으로 오게 하여 운동을 시작합니다.
2. 다리를 신전하고 시작자세로 돌아갑니다.

Tip
- 동작 내내 다리를 측면으로 회전합니다.
- 가슴을 바닥으로 누름으로써 견갑골 안정화를 활성화하여 어깨가 무너지는 것을 방지합니다.
- 손가락을 넓게 펴고 손을 바닥으로 누릅니다. 엄지와 검지 손가락 사이를 강하게 누르는 것에 집중합니다.

응용 자세

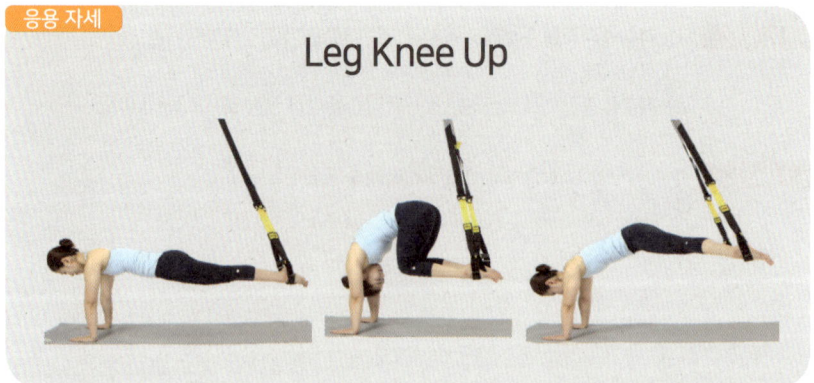

Leg Knee Up

Diamond Touch

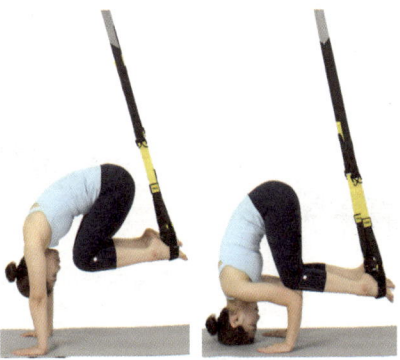

핸들 길이	2/3정도 길게
반복횟수	5-10회
시작 자세	다리는 무릎을 굴곡해서 삼두근에 맞닿게 합니다. 손은 바닥을 짚고 어깨 밑이나 조금 뒤에 두고 팔꿈치는 조금 굴곡합니다.
운동 동작	1. 팔꿈치의 구부리며 정수리 부분을 바닥에 터치하거나 움직임을 안정화할 수 있을 만큼 최대한 바닥에 가깝게 합니다. 2. 팔을 신전하고 시작 자세로 돌아갑니다.
Tip	· 동작 내내 척추를 약간 굴곡합니다. · 손으로 바닥을, 특히 엄지와 검지손가락으로, 단단히 눌러줍니다. · 동작 내내 무릎을 삼두근과 맞닿게 합니다.

Crossed Leg Flat Back Elephant

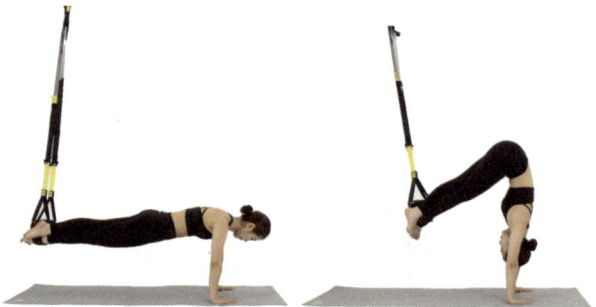

핸들 길이 길게

반복횟수 4-6회

시작 자세 한발을 풋 크래들에 올리고 남은 한발은 그 옆에 놓고 앵커포인트 아래에 위치하여 풀플랭크 자세를 유지합니다.

운동 동작
1. 고관절 굴곡근과 복근의 힘으로 수축하여 양발을 몸쪽으로 당겨오며 머리를 어깨 쪽으로 넣어줍니다.
2. 고관절 굴곡근과 복근의 힘을 유지하며 천천히 제자리로 돌아갑니다.

Tip · 요추가 과하게 굴곡되지 않도록 코어근들의 활성화를 유지하며 실시합니다.

응용 자세

Pilates Burpee

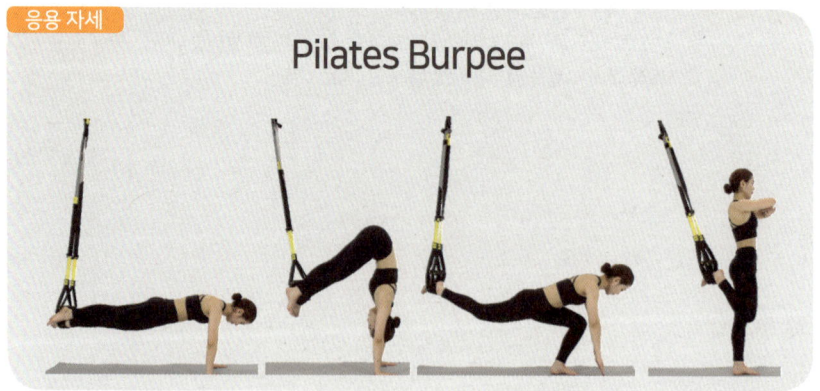

TRANSITION: SHELL STRETCH/EXTENSION

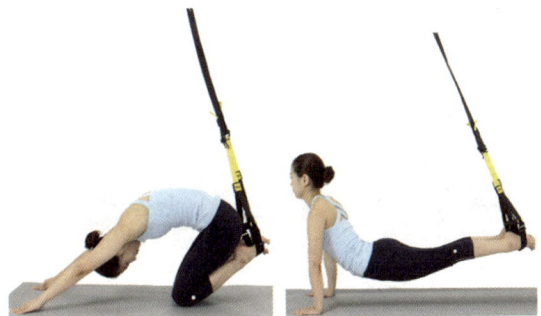

핸들 길이	길게
반복횟수	각 3-5회

시작 자세 앵커 포인트 바로 아래 발이 위치하도록 풋 크래들에 발을 걸어 줍니다. 척추를 굴곡 하고, 발 뒤꿈치가 엉덩이에 닿게 앉아줍니다. 두 팔은 매트 앞으로 곧게 뻗어줍니다. 무릎을 외전하고 견갑골은 안정화 합니다.

운동 동작
1. 접은 무릎을 신전하면서 체간은 굴곡하여 시선은 정면을 봅니다.
2. 다시 무릎을 굴곡하여 처음 자세로 돌아갑니다.

Tip
· 동작 중 무릎을 구부리고, 다리를 길게 펴며 전반적으로 천천히 움직입니다.
· 특히 스트레이트 레그 시 어깨가 내려 앉지 않도록 주의합니다.
· 신전 동작시, 요추 부상을 피하기 위해, 복부 및 고관절의 고립을 유지합니다.

응용 자세

Shell Stretch/Bow-Shape

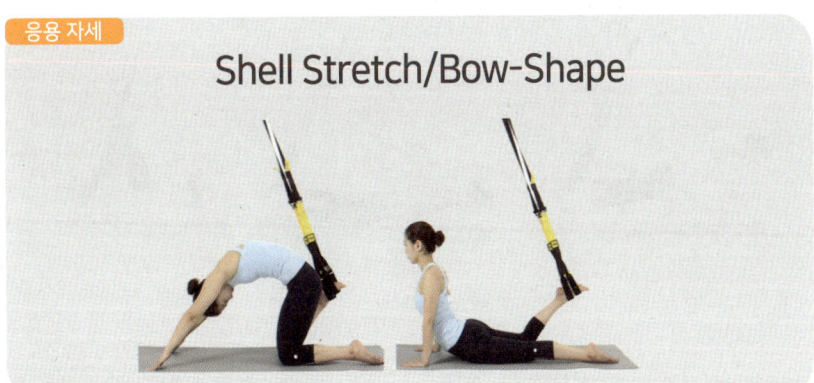

Single Leg Pilates Push Up

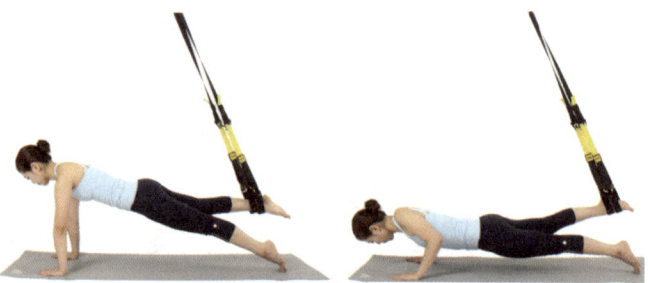

핸들 길이	2/3 길이(유연성에 따라 다름).
반복횟수	각 3-5회
시작 자세	한쪽 발을 풋 크래들에 넣고 손이 어깨 바로 아래에 위치하도록 합니다. 다리는 곧고 발목은 저측굴곡하며, 발가락은 부드럽게 포인트를 둡니다. 풋 크래들에 걸지 않은 발은 매트에 발가락을 닿게 자세를 잡아줍니다. 척추와 골반의 중립을 지키고 척추를 안정화 합니다.
운동 동작	1. 팔꿈치를 굴곡하여 몸통을 매트쪽으로 내려줍니다. 2. 팔이 한 카운트로 확장되어 시작 위치로 돌아가게 합니다.
Tip	· 전체 운동 내내 척추와 골반을 중립으로 유지합니다 · 전체 연습 동안 핸들에 압력을 가합니다.

응용 자세

Single Leg Pilates Push Up

Head Stand Leg Circles

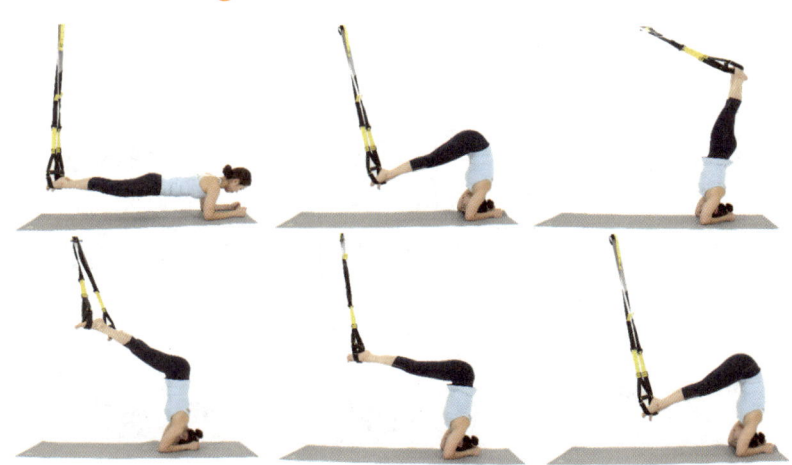

| 핸들 길이 | 2/3정도 길게 |

| 반복횟수 | 3-8회 |

| 시작 자세 | 다리는 약간 앵커포인트 앞에 두고 머리는 앵커포인트와 멀리하여 전완을 사용한 플랭크 자세를 취합니다. 다리는 펴고, 수평하고, 다리의 끝을 풋 크래들이에 둡니다.

| 운동 동작 |
1. 엉덩이를 어깨 위로 들어 올리고 동시에 다리는 뻗어서 천장을 향해 원을 그리듯 뻗고 머리의 정수리 부분을 매트에 대고 물구나무 자세를 만듭니다.
2. 물구나무 자세를 유지하고 다리는 바닥을 향하여 뻗고 내리며 원을 그립니다.
3. 줄을 누르면서 위쪽으로 다리의 큰 원을 만들며 회전하고 반복합니다.
4. 마지막 반복에서 전완을 누르며 시작 자세로 돌아갑니다.

| Tip |
· 바닥을 향해 다리로 원을 그리며 돌아갈 때 움직임을 조절합니다.
· 목이 쳐지지 않게 하기 위해서 동작 내내 전완을 바닥을 누릅니다.
· 동작 내내 줄을 계속 눌러서 줄이 느슨해지지 않게 합니다.
· 원을 그리는 동안 다리를 측면으로 회전합니다.
· 이 동작이 목에 압박을 유발한다면, 이마를 바닥에 닿게 하지 않습니다.
· 목과 등에 불편함이 있다면 이 운동을 하지 않습니다.
· 당겨 올리는 동작에서 척추의 신전을 유지합니다.

Swimming Upstream

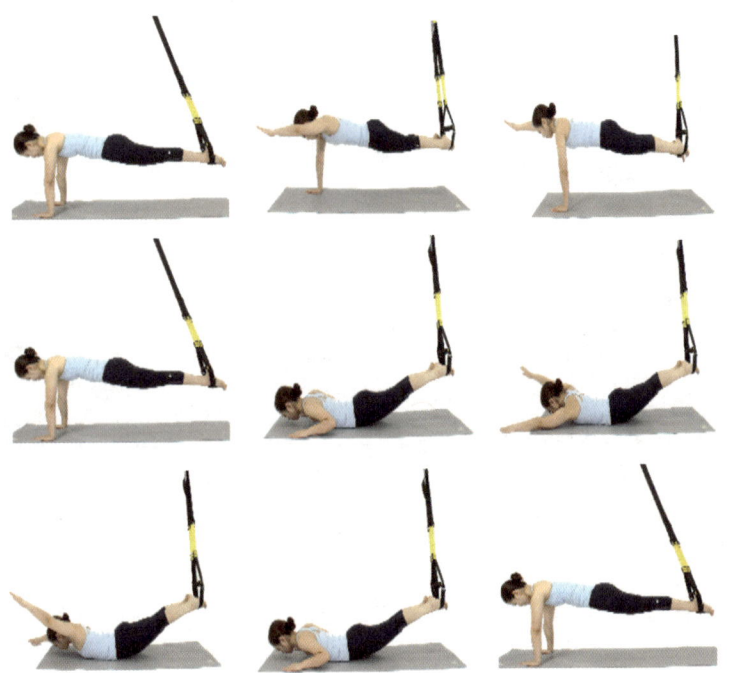

핸들 길이	2/3정도 길게
반복횟수	3-5회
시작 자세	발을 풋 크래들에 넣고 손이 어깨 바로 아래에 있는 푸시업 자세를 취합니다. 다리는 곧고 발목은 저측굴곡하며, 발가락은 부드럽게 포인트를 둡니다. 척추와 골반의 중립을 지키고 척추를 안정화 합니다.
운동 동작	1. 왼쪽 팔을 앞으로 뻗어 올리며 동작을 시작합니다. 2. 팔을 내리고 시작 자세로 돌아가 반대쪽 팔을 뻗어 올립니다. 3. 오른쪽 팔을 내리고 시작 자세로 돌아갑니다. 4. 양팔꿈치를 굴곡하며 몸을 완전히 바닥으로 내립니다. 5. 양팔을 몸 앞으로 뻗고, 한쪽 팔을 바닥을 누르고, 반대쪽 팔은 들어 올린다. (5회 교차하며 실시) 6. 뻗었던 팔을 구부려 가슴 옆에 놓고 상체를 들어 올려 시작 자세로 돌아갑니다.
Tip	· 팔을 앞으로 뻗을 때 골반이 회전하지 않게 합니다.

Sidelying
(24가지)

Side Body Twist Prep (and Lateral Flexion)

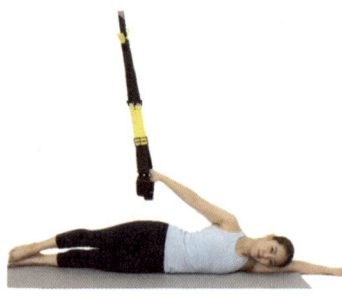 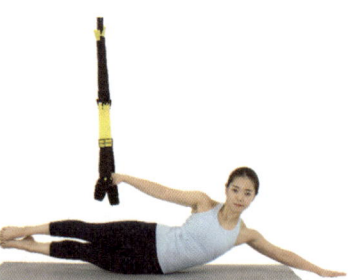

핸들 길이 길게

반복횟수 4-6회

시작 자세 옆으로 누워서 다리를 모으고, 아래쪽 손은 뻗어 머리 위에 놓고, 반대쪽 손은 핸들을 잡습니다.

운동 동작
1. 복사근과 요방형근의 힘을 이용해 측면으로 상체를 굴곡하면서 손과 두 다리를 매트위로 들어올립니다.
2. 매트로 손과 두발을 내려놓으면서 처음 자세로 돌아와 반복해줍니다.

Tip · 팔과 다리를 들어올릴때 골반이 회전하지 않게 합니다.

응용 자세

Side Bend Scissors

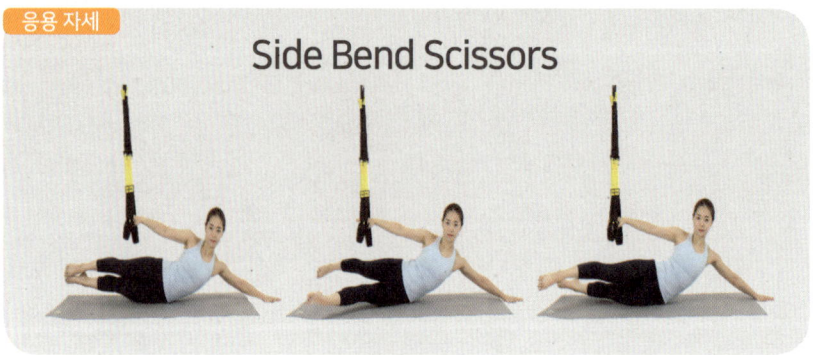

Side Body Twist

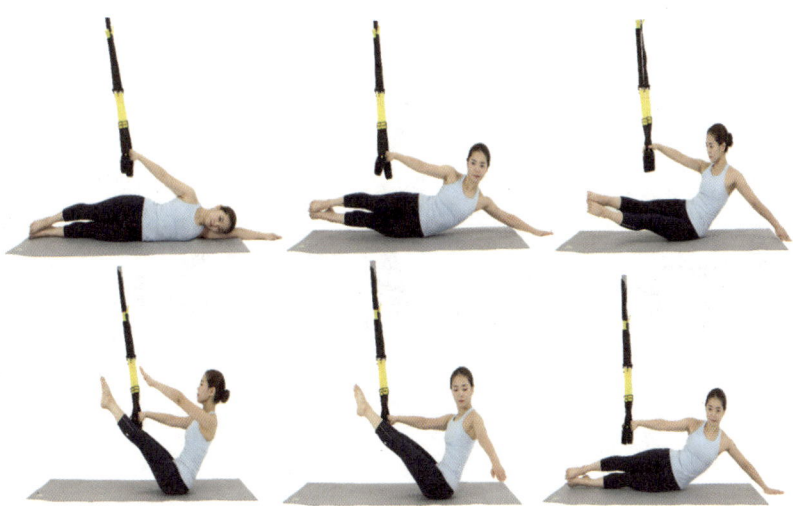

| 핸들 길이 | 2/3 ~ 긴 길이 |
| 반복횟수 | 각 3-5회 |

시작 자세 옆으로 누워서 다리를 모으고, 아래쪽 손은 뻗어 머리 위에 놓고, 반대쪽 손은 핸들을 잡습니다.

운동 동작
1. 매트에서 다리를 들어올리는 동시에 척추를 측면으로 굴곡하여 운동을 시작합니다
2. 몸을 앵커 포인트 쪽으로 회전시키고 티저 위치로 이동시키고 움직이려는 팔을 발가락 쪽으로 올립니다.
3. 돌아오는 동작을 시작하기 위해 몸을 핸들로부터 멀리 회전시키고 다리를 내리기 시작합니다.
4. 전신을 완전히 매트 위로 다시 시작 위치로 되돌립니다.

Tip
- 연습 내내 다리가 밀착되고 곧게 펴지도록 합니다.
- 풋 크래들에 대한 압력을 유지하고 핸들이 느슨해지는 것을 막습니다.

SIDE LEG LIFT SERIES: Leg Kicks

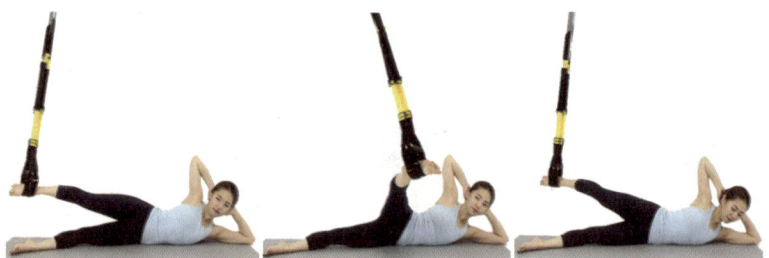

| 핸들 길이 | 길게 |

| 반복횟수 | 각 3-5회 |

시작 자세 옆으로 누워 위쪽 발을 풋 크래들에 발을 두고, 양손은 머리 뒤에 두고, 척추와 골반의 중립을 유지하고 견갑골을 안정화 합니다.

운동 동작
1. 풋 크래들에 위치한 다리를 몸통 앞으로 다리를 끌어 당깁니다.
2. 몸통이 흔들리지 않게 유지하면서 다리를 뒤로 길게 뻗어줍니다.
3. 시작자세로 돌아옵니다.

Tip
· 동작 내내 척추와 골반을 중립으로 유지합니다.
· 다리를 뒤쪽으로 뻗을 때 골반의 전방 경사를 피합니다.
  그리고 다리를 앞으로 뻗을 때 골반을 후방경사 하지 않게 합니다.
· 다리를 뒤로 뻗을 때 몸을 약간 기울게 하고, 요추가 내려 앉지 않도록 합니다.

Bicycle

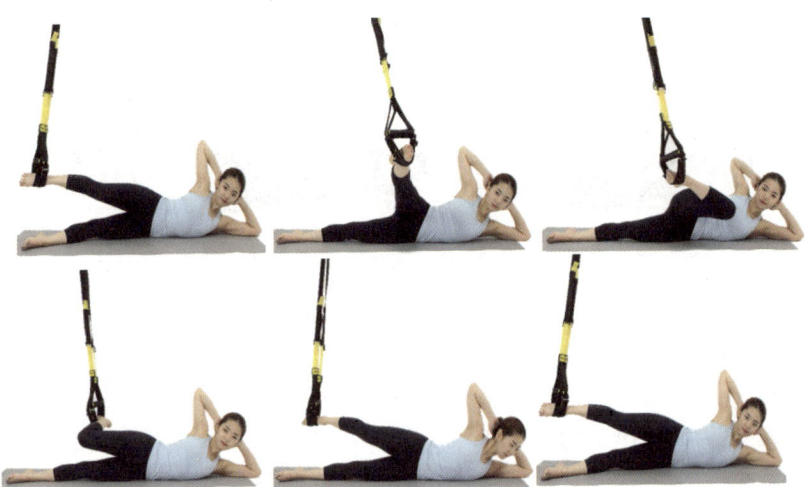

핸들 길이	길게
반복횟수	각 3-5회
시작 자세	옆으로 누워 위쪽 발을 풋 크래들에 발을 두고, 양손은 머리 뒤에 두고, 척추와 골반의 중립을 유지하고 견갑골을 안정화 합니다.
운동 동작	1. 풋 크래들에 위치한 다리를 몸통 앞으로 다리를 끌어 당깁니다. 2. 무릎을 구부려 가슴, 어깨에 가깝게 가져오고 뒤꿈치는 엉덩이에 가깝게 합니다. 3. 뒤꿈치는 엉덩이에 붙여 유지하며 무릎과 허벅지가 골반 뒤로 가도록 밀어줍니다. 4. 몸통은 흔들리지 않게 유지하며 다리를 뒤로 길게 뻗어줍니다. 5. 시작자세로 돌아옵니다.
Tip	· 동작 내내 척추와 골반을 중립으로 유지합니다. · 다리를 뒤쪽으로 뻗을 때 골반의 전방 경사를 피합니다. 그리고 다리를 앞으로 뻗을 때 골반을 후방경사 하지 않게 합니다. · 동작 내내 움직이는 다리를 힙 상단 높이에 유지합니다.

Side Scissors

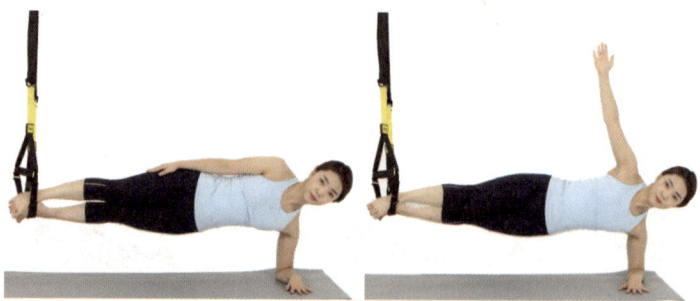

핸들 길이	2/3 ~ 긴 길이
반복횟수	각 3-5회
시작 자세	어깨 아래 팔꿈치가 놓이게 하고 사이드 플랭크 자세에서 몸 위쪽으로 팔을 정렬합니다. 아래 다리와 앵커 포인트 바로 아래에 있는 발은 함께 곧게 폅니다. 척추와 골반의 중립을 지키고 척추를 안정화 합니다.
운동 동작	1. 몸통에 붙인 팔을 하늘 방향으로 뻗어줍니다. 2. 다시 시작 위치로 돌립니다.
Tip	· 팔과 다리의 움직임을 함께 조정합니다. · 운동 난이도를 증가시키기 위해 손으로 할 수 있습니다.

응용 자세

Top Leg Kick

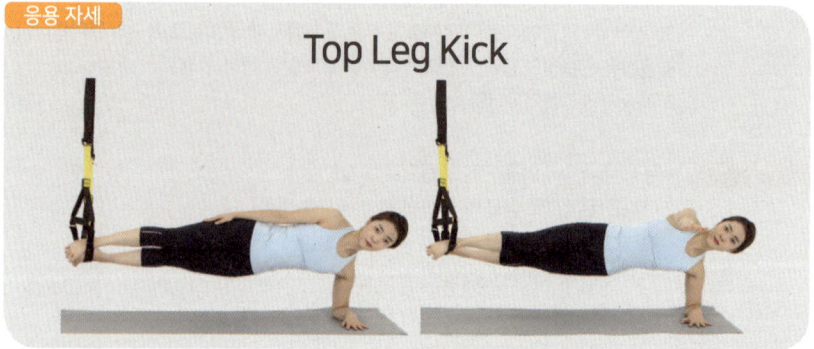

Side Plank Side Bend

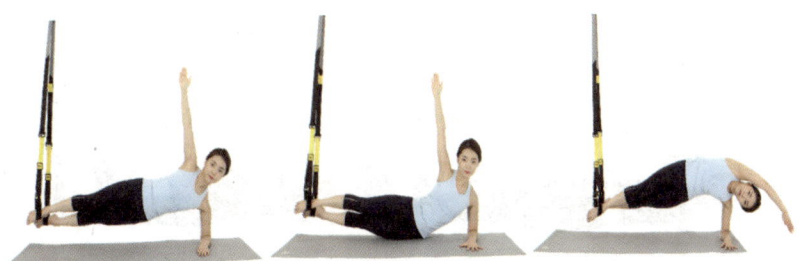

핸들 길이	길게
반복횟수	각 3-5회

시작 자세 다리를 곧게 뻗은 사이드 플랭크 자세에서, 발은 앵커 포인트 바로 밑에 둡니다. 손과 팔뚝은 어깨 바로 아래두고, 반대쪽 손은 몸 위쪽으로 뻗습니다. 이때, 골반과 척추는 중립을 유지하고, 견갑골은 안정화 합니다.

운동 동작
1. 골반을 매트에 내려 준비자세를 잡아줍니다.
2. 골반을 천장방향으로 밀어 올려주는 동시에 팔을 머리 위로 들어 올려 넘겨줍니다.

Tip
· 동작 내내 엉덩이와 어깨의 층을 유지합니다. 좁은 복도에 있다고 상상을 합니다.
· 지지하는 측면 어깨의 내려 앉음을 운동하는 내내 견갑골의 안정화를 통해 방지 흔들림을 방지하기 위해 핸들에 텐션을 유지합니다.

Scissor Kick

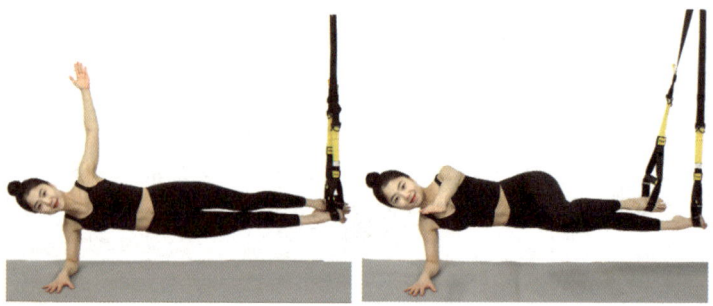

핸들 길이	2/3 ~ 긴 길이
반복횟수	각 3-5회

시작 자세 어깨 아래 팔꿈치가 놓이게 한 사이드 플랭크 자세에서 몸 위쪽으로 팔을 똑바로 정렬합니다. 아래 다리와 앵커 포인트 바로 아래에 있는 발은 함께 곧게 폅니다.

운동 동작
1. 윗 다리를 가슴 쪽으로 구부리고 동시에 팔을 앞쪽으로 내립니다.
2. 윗 다리를 펴며 몸을 시작 위치로 되돌립니다. 윗 팔을 위로 들어 올립니다.

Tip
· 팔과 다리의 움직임을 함께 조정합니다.
· 운동 난이도를 증가시키기 위해 팔로도 할 수 있습니다.

서스펜션 필라테스

Top Leg Cricle

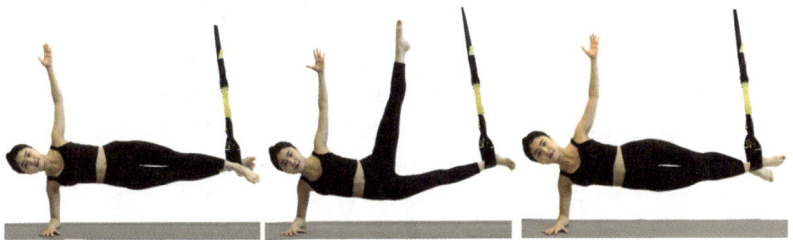

핸들 길이	2/3 ~ 긴 길이
반복횟수	각 3-5회
시작 자세	사이드 플랭크 자세로 풋 크래들은 아래쪽 다리의 발목을 지지하고, 위쪽 다리의 발목을 교차하고 준비합니다.
운동 동작	1. 몸의 안정성이 유지될 수 있을 정도로 윗 다리를 들며 운동을 시작합니다 2. 다리를 내려 서스펜션 뒤로 올 수 있게 합니다. 3. 다리를 다시 들어 올려 서스펜션 앞으로 돌아와 동작을 마무리 합니다.
Tip	· 어깨를 작동시키기 위해 팔뚝을 땅에 계속 누릅니다. · 안정제 및 어깨의 침하를 방지합니다. · 움직이는 다리의 리프트 및 하강 움직임은 몸에 따라 달라집니다.

응용 자세

Tree Kick

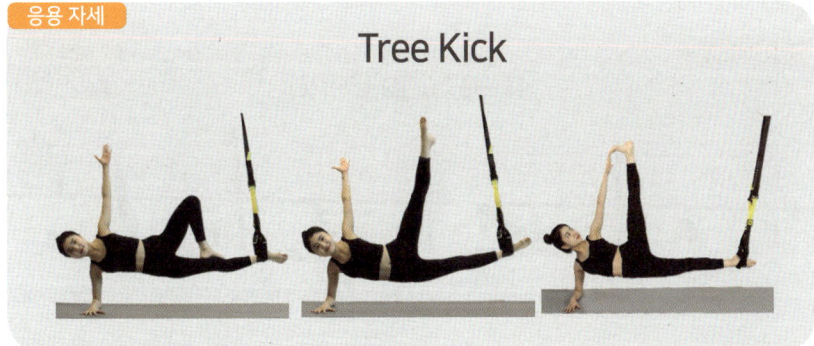

Develope

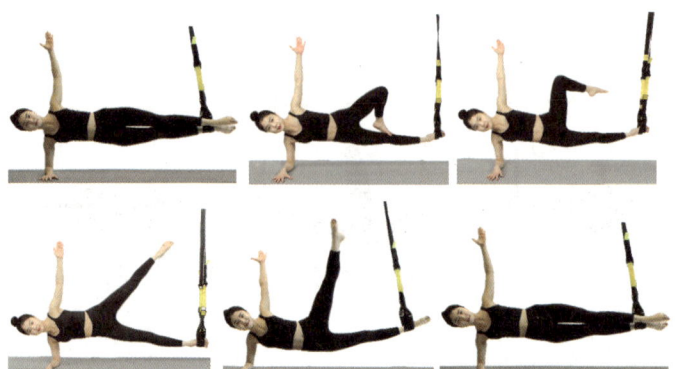

핸들 길이	2/3 ~ 긴 길이
반복횟수	각 3-5회
시작 자세	사이드 플랭크 자세로 풋 크래들은 아래쪽 다리의 발목을 지지하고, 위쪽 다리의 발목을 교차하고 준비합니다.
운동 동작	1. 위쪽 다리를 구부리고 엄지발가락을 가능한 아래쪽 무릎에 가깝게 하여 운동을 시작합니다. 2. 위쪽 다리를 ㄱ 이 될 수 있도록 무릎에서 들어올려줍니다. 3. 위쪽 다리를 천장방향으로 저측굴곡하여 뻗어 줍니다. 4. 다리 각도를 조금씩 내려 처음 자세로 돌아옵니다.
Tip	· 운동 중 하이킹없이 엉덩이와 골반이 평평히 유지되도록 합니다

응용 자세

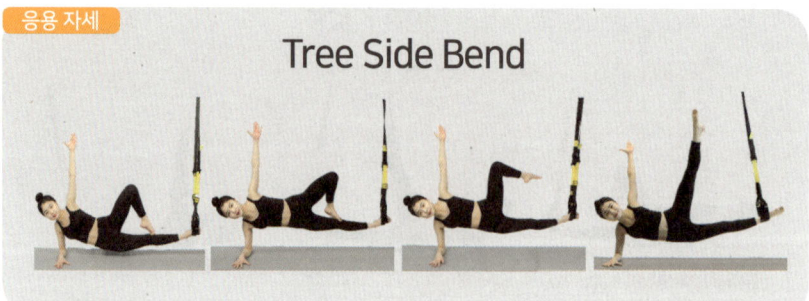

Tree Side Bend

Twist

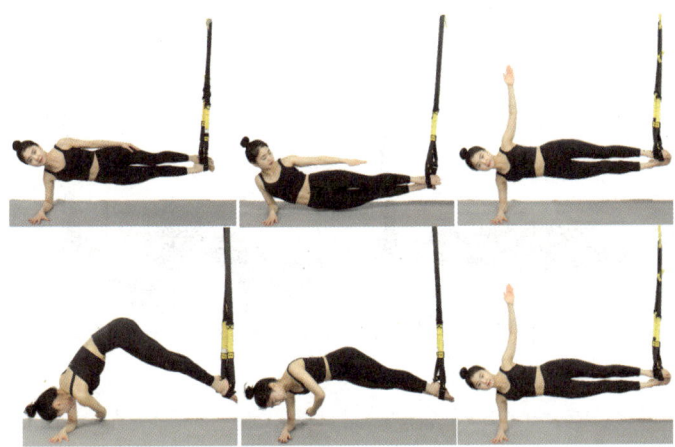

핸들 길이	2/3 ~ 긴 길이
반복횟수	

시작 자세 손이나 전완을 이용한 사이드 플랭크 자세를 취합니다. 위쪽 팔은 체간에 붙여 줍니다. 아래에 위치한 다리는 발목을 풋 크래들의 바로 위에 걸고 발목은 앵커포인트 밑에 두고 머리는 앵커포인트로부터 멀리 합니다. 위쪽 다리는 서스펜션 뒤쪽에 위치합니다.

운동 동작
1. 발 쪽을 바라보며 아래쪽 어깨를 안정시키는 동시에 고관절을 지면을 향해 아래로 떨어뜨려 운동을 시작합니다
2. 엉덩이를 들어 올려 윗 팔을 천장방향으로 뻗어 줍니다.
3. 몸통 아래 및 전체에 걸쳐 팔을 뻗는 동안 척추를 아래 쪽으로 회전시키고 구부립니다.
4. 몸을 되돌리고 천장으로 윗 팔이 다시 천장방향으로 뻗어 줍니다.
5. 정지하지 않고 지면을 향해 측면 굴곡을 반복합니다.

Tip
- 이 연습은 멈추지 않고 매끄러운 하나의 동작이어야 합니다.
- 바늘을 구부리고 회전하며 실타래 엮듯 하나의 동작으로 원활히 움직입니다.

50/50 (100)

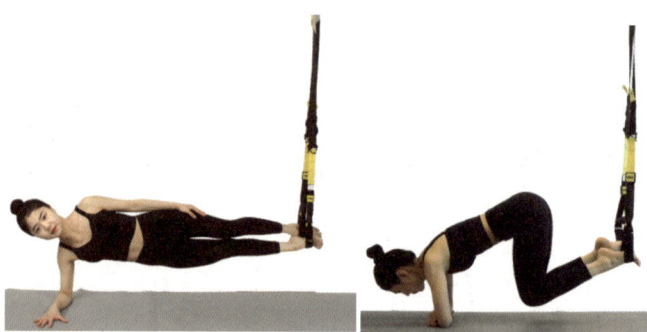

| 핸들 길이 | 2/3정도 길게 |

| 반복횟수 | 10회 완전한 호흡 |

| 시작 자세 | 손이나 전완을 이용한 사이드 플랭크 자세를 취합니다. 위쪽 팔은 체간에 붙여 줍니다. 아래에 위치한 다리는 발목을 풋 크래들의 바로 위에 걸고 발목은 정확히 앵커포인트 밑에 두고 머리는 앵커포인트로부터 멀리 합니다.

| 운동 동작 |
1. 위쪽 팔을 팔꿈치를 구부려 아래쪽 팔과 겹치며 동시에 무릎을 구부려 당기면서 골반을 회전 시킵니다.
2. 호흡을 마시며 다시 시작 자세로 돌아가 반복합니다.

| Tip |
· 동작 내내 엉덩이와 골반의 정렬을 유지합니다.
· 코어 근육의 저항을 높이기 위해서, 자세를 바꾸는 동안 무릎이 바닥에 닿지 않게 합니다.

Side Bend Unilateral Arm Circles

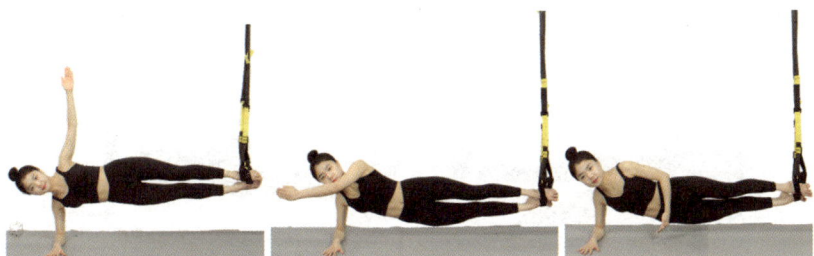

핸들 길이	2/3정도 길게
반복횟수	각 방향마다 3-5회 팔로 원 그리기
시작 자세	손이나 전완을 이용한 사이드 플랭크 자세를 취합니다. 위쪽 팔은 천장방향으로 뻗어줍니다. 아래에 위치한 다리는 발목을 풋 크래들의 바로 위에 걸고 발목은 정확히 앵커포인트 밑에 두고 위쪽 다리는 서스펜션 뒤쪽에 위치합니다.
운동 동작	1. 위쪽 팔로 얼굴 앞에서 원을 그리고 동시에 바닥을 향해 몸을 굴곡하면서 동작을 시작합니다. 2. 팔로 큰 원을 그리며 바닥을 향해 내리고 나서 시작 자세로 되돌아가고 동시에 몸통도 시작 자세로 되돌립니다.
Tip	· 동작 내내 앞쪽으로 엉덩이와 골반의 정렬을 유지합니다. · 손이나 전완을 바닥으로 밀어 견갑골의 안정성을 활성화하여 아래쪽 어깨가 무너지지 않게 합니다. · 평형성과 견갑골 안정성을 유지할 수 있을 정도로만 측면으로 낮게 구부립니다. · 한쪽으로 3-5회 팔로 원을 그리고 나서 반대 방향으로 3-5회 팔로 원을 그립니다.

Bottom Leg Adduction

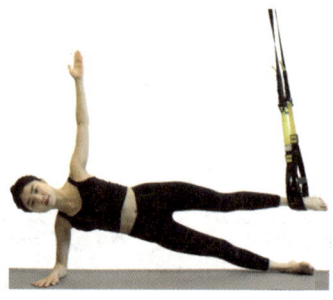 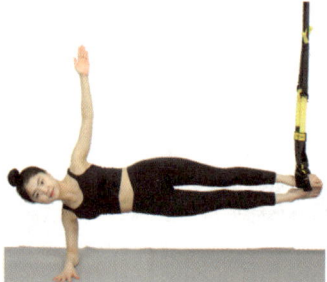

핸들 길이	2/3 ~ 긴 길이
반복횟수	5-10회

시작 자세 손이나 전완을 이용한 사이드 플랭크 자세를 취합니다. 위쪽 팔은 천장방향으로 뻗어 줍니다. 아래에 위치한 다리는 매트에 두고, 위에 위치한 다리는 양 풋 크래들이에 걸고 발목은 정확히 앵커포인트 밑에 두고 아래쪽 다리는 바닥에 놓고 준비합니다.

운동 동작
1. 내전근의 수축을 느끼면서 아래에 있는 다리를 풋 크래들 까지 들어 올려 줍니다.
2. 모았던 다리를 내리면서 천천히 처음 자세로 돌아갑니다.

Tip · 측면 플랭크 자세를 유지하기 위해 연습 내내 지지대 어깨를 안정화합니다.

Kneeling Unilateral Tricep Press

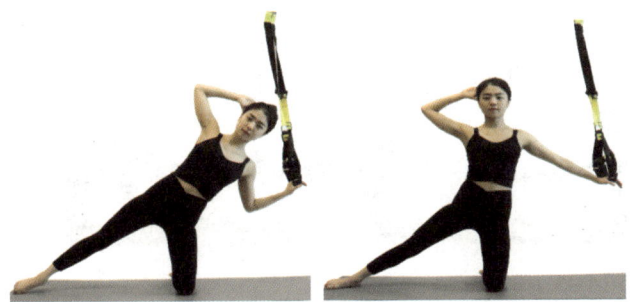

핸들 길이 2/3에서 길게 또는 단일 핸들 모드(SHM)

반복횟수 5-10회

시작 자세 측면으로 무릎을 꿇은 자세로 지지하는 핸들과 팔을 앵커 포인트 아래에서 구부립니다. 머리는 앵커 포인트 쪽으로 향하며, 위쪽 다리는 발목을 저축굴곡으로 뻗고 발가락은 매트에 부드럽게 닿습니다. 윗 팔의 손으로 머리 뒤를 구부립니다. 발끝부터 머리까지 긴 대각선으로 척추와 골반의 중립을 맞추고, 척추를 안정화 시켜줍니다.

운동 동작
1. 핸들을 공간에 그대로 유지하면서 지지하는 팔을 펴며 이동을 시작합니다. 팔을 펴지며 위로 올릴때도 몸은 중립 상태를 유지합니다.
2. 팔꿈치 관절을 굴곡하여 시작 위치로 돌아갑니다.

Tip
- 운동 내내 핸들을 그대로 두고 고립합니다.
- 지지하는 팔을 펴고 구부려 움직입니다.
- 팔이 늘어나며 몸이 위로 올라가고 팔이 구부러질 때, 아래로 내려가도록 합니다.

응용 자세

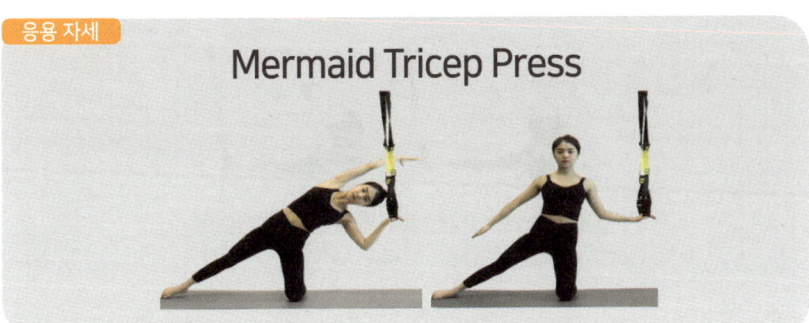

Mermaid Tricep Press

Kneeling Mermaid Press Up

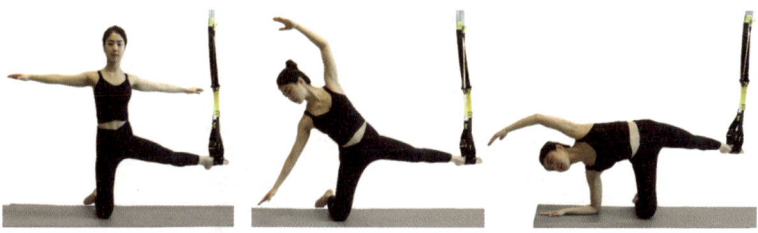

| 핸들 길이 | 2/3 정도 길게 |

| 반복횟수 | 각 3-8회 |

| 시작 자세 | 한쪽 다리는 무릎을 구부리고, 반대쪽 다리는 풋 크래들에 발의 아치를 걸고, 양손은 어깨 높이로 들어 올립니다. |

| 운동 동작 |
1. 앵커포인트 반대쪽 측면으로 굴곡하며 한쪽 손으로 바닥을 짚으면서, 반대쪽 손을 머리 위쪽으로 넘기면서 시작합니다.
2. 손바닥과 팔꿈치로 바닥을 지지하며 체간을 측면으로 굴곡시킵니다.
3. 마지막 반복에서, 지지하는 팔로 바닥을 밀어내고 시작자세로 되돌아갑니다.

| Tip |
· 가슴이 앞으로 나오거나 엉덩이가 뒤로 빠지지 않게 주의합니다.
· 아래쪽 팔을 굴곡할 때 삼두근에 좀 더 집중하기 위해서 팔꿈치를 몸통을 향해 굽힙니다.
· 동작 내내 평형성을 유지하기 위해서 움직이는 다리로 풋 크래들을 눌러줍니다.

| 응용 자세 |

Kneeling Side Ballet Stretch

Kneeling Forward Ballet Stretch

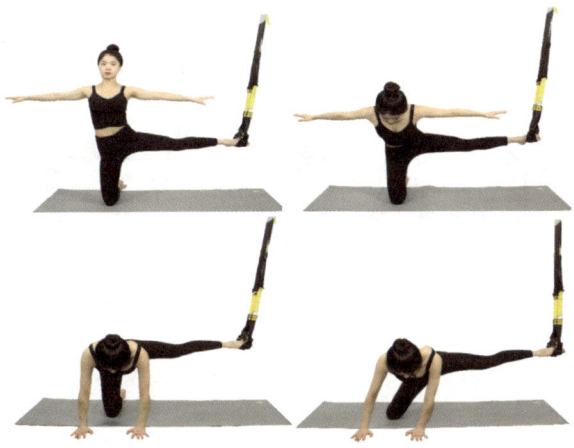

핸들 길이	2/3 정도 길게
반복횟수	각 3-5회
시작 자세	한쪽 무릎을 꿇고 반대쪽 다리는 풋 크래들이에 걸어 앵커포인트 바로 밑에서 앵커포인트에 최대한 가깝게 합니다. 몸은 수직이고 팔은 펴서 어깨 높이로 외전합니다.
운동 동작	1. 고관절을 접으며 몸을 앞으로 숙이고 양 손을 어깨 바로 밑에 두면서 매달린 자세에서 골반과 척추의 중립을 유지합니다. 2. 변형된 자세를 만들기 위해 몸의 무게 중심을 줄로 옮기고 동시에 손으로 줄을 향해 이동합니다. 3. 몸의 무게 중심을 줄로 옮기고 동시에 손을 이동하여 매달린 자세로 돌아갑니다. 4. 팔은 힘차게 밀고 시작 자세로 돌아갑니다.
Tip	· 측면으로 이동하는 동안 몸이 앞뒤로 흔들리지 않도록 주의하며 실시합니다.

Side Kick Kneeling

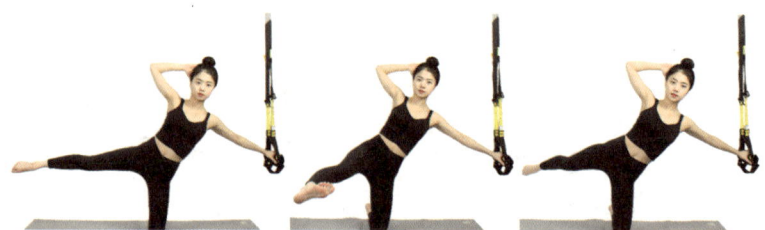

| 핸들 길이 | 2/3 ~ 긴 길이 |

| 반복횟수 | 각 5-10회 |

시작 자세 측면에 무릎을 꿇은 상태에서 지지하는 핸들과 팔을 앵커 포인트 바로 아래에 위치합니다. 머리는 앵커 포인트 쪽으로, 위쪽 다리는 뻗고 들어올려진 엉덩이 높이와 평행하게 합니다. 발목을 저측굴곡으로 구부리고 발가락은 부드럽게 포인트를 둡니다. 위 팔의 손으로 머리 뒤를 구부립니다.

운동 동작
1. 발목을 배측굴곡하여 다리를 앞으로 들어 올립니다.
2. 발목을 저측굴곡하여 엉덩이 뒤로 이동 시킵니다.

Tip
· 척추와 골반을 중립으로 유지하고 운동하는 동안 내내 움직이는 다리를 고관절 높이에서 유지합니다.
· 지지하는 견갑골을 안정화하여 가슴과 가슴을 통해 개방되도록 합니다.

응용 자세

Kneeling Leg Circles

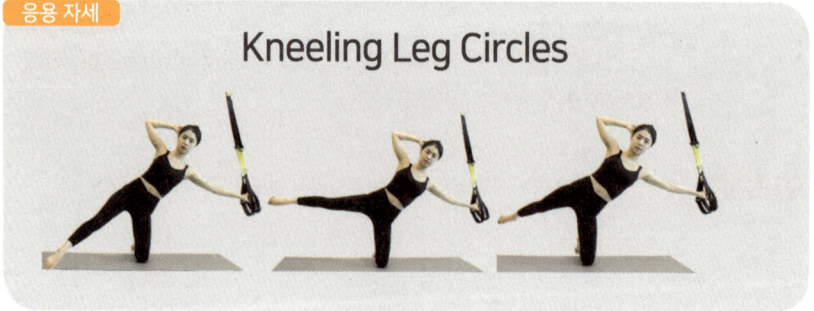

Handstand
(4가지)

Handstand Lower and Lift

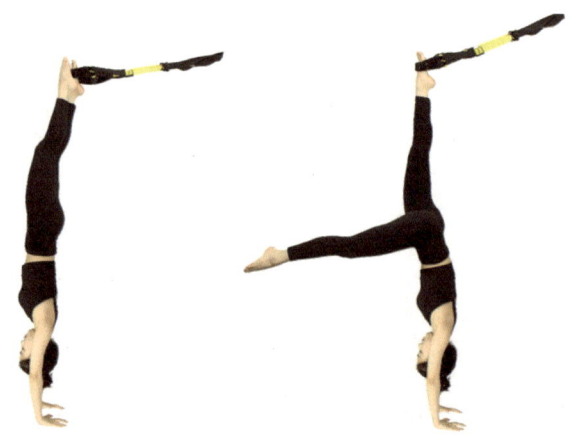

핸들 길이	길게
반복횟수	5-10회
시작 자세	한 발을 양 풋 크래들이에 걸어 물구나무를 서서 척추와 골반의 중립을 유지하고 견갑골을 안정화 하고 반대쪽 다리를 모아 내전합니다.
운동 동작	1. 한쪽 다리를 천천히 내리면서 바닥을 향합니다. 2. 동작을 하는 다리를 들어 올리며 시작 자세로 돌아갑니다.
Tip	· 다리가 줄에서 떨어지는 것을 방지하기 위해 안정화하는 다리로 풋 크래들을 풋 크래들을 눌러줍니다. · 견갑골 안정화를 활성화하기 위해서 동작 내내 양 손으로 바닥을 누릅니다. · 동작 내내 다리를 펴고 평행하며 동작을 하는 발의 저측굴곡을 유지합니다.

Handstand Unilateral Single Leg Stretch

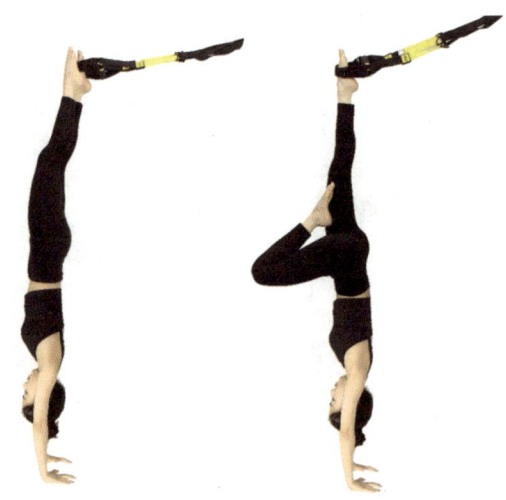

핸들 길이	길게
반복횟수	5-10회
시작 자세	한 발을 양 풋 크래들이에 걸어 물구나무를 서서 척추와 골반의 중립을 유지하고 견갑골을 안정화 하고 반대쪽 다리를 모아 내전합니다.

운동 동작

1. 동작을 하는 다리를 굴곡하며 엄지발가락을 안정화하는 다리의 무릎을 향해 미끄러지듯 내리며 동작을 시작합니다.
2. 동작하는 하는 다리를 신전하며 시작 자세로 되돌아 갑니다.

Tip

· 다리가 줄에서 떨어지는 것을 방지하기 위해 안정화하는 다리로 풋 크래들을 눌러 줍니다.
· 견갑골 안정화를 활성화하기 위해서 동작 내내 양 손으로 바닥을 누릅니다.

Handstand Unilateral Leg Circle

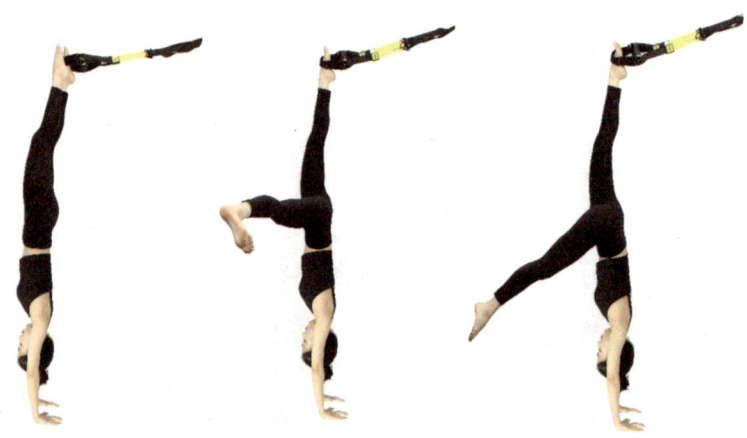

핸들 길이	길게
반복횟수	각 방향 5회 원 동작
시작 자세	한 발을 양 풋 크래들이에 걸어 물구나무를 서서 척추와 골반의 중립을 유지하고 견갑골을 안정화 하고 반대쪽 다리를 모아 내전합니다.
운동 동작	1. 동작을 하는 다리를 바닥을 향해 내리며 동작을 시작합니다. 2. 동작을 하는 다리를 측면으로 회전하면서 원을 그리며 옆으로 뻗습니다. 3. 원의 가장 윗부분에서 동작을 하는 다리를 평행하게하며 시작 자세로 돌아갑니다. 4. 마지막 반복에서 방향을 반대로 하여 원을 그립니다.
Tip	· 다리가 줄에서 떨어지는 것을 방지하기 위해 안정화하는 다리로 풋 크래들을 눌러 줍니다. · 견갑골 안정화를 활성화하기 위해서 동작 내내 양 손으로 매트를 누릅니다. · 동작을 변형하려면, 동작을 하는 다리를 원을 그리는 동작 내내 평행하게 합니다.

Handstand Unilateral Adductor Stretch

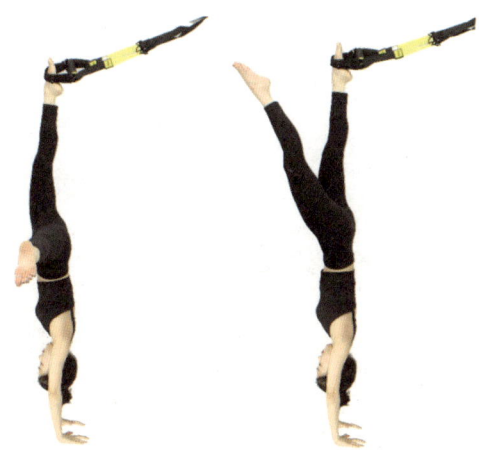

핸들 길이	길게
반복횟수	5-10회
시작 자세	한 발을 양 풋 크래들이에 걸어 물구나무를 서서 척추와 골반의 중립을 유지하고 견갑골을 안정화 하고 반대쪽 다리는 벌려서 외전합니다.
운동 동작	1. 동작을 하는 다리를 측면으로 아래로 외전하면서 동작을 시작합니다. 2. 동작을 하는 다리를 안정화하는 다리를 향해 내전하며 올립니다. 3. 동작을 하는 다리를 안정화하는 다리 앞으로 약간 올려 서로 교차합니다. 4. 마지막 반복에서, 동작을 하는 다리를 시작 자세로 되돌립니다.
Tip	· 다리가 줄에서 떨어지는 것을 방지하기 위해 안정화하는 다리로 풋 크래들을 누릅니다. · 견갑골 안정화를 활성화하기 위해서 동작 내내 양 손으로 매트를 누릅니다.

코어와 근력강화를 위한 서스펜션

서스펜션 필라테스
교과서 Suspension Pilates

부록
협력업체

Suspension Pilates

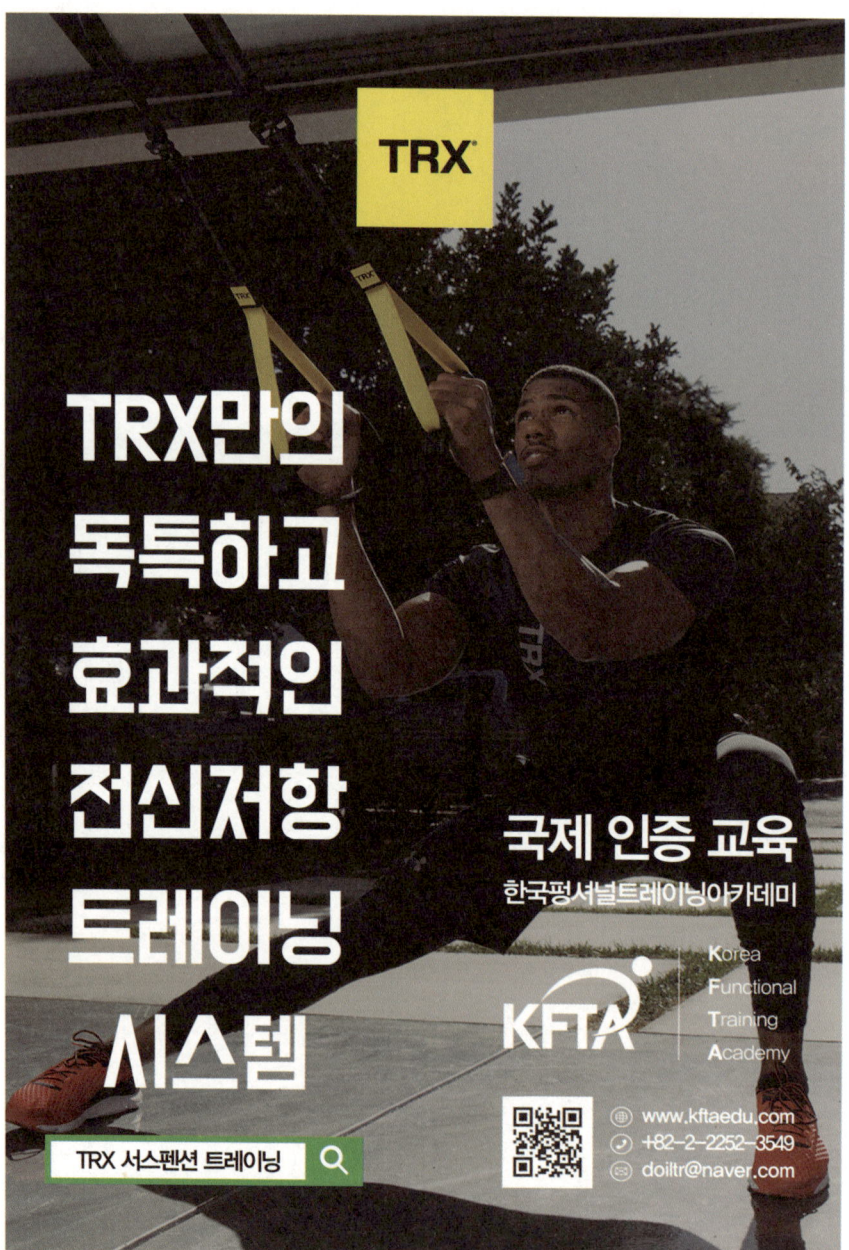

서스펜션 필라테스

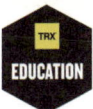
COACH BETTER WITH TRX® EDUCATION

THE TRX EDUCATION JOURNEY

TRX 교육과정은 피트니스 전문가를 위한 움직임 기반 트레이닝 커리큘럼을 제공합니다.
TRX의 파운데이션 코칭법을 활용한 점진적 접근방식의 교육과정으로 해당 과정에서는
서스펜션 트레이너를 사용한 기초 운동방법부터 다양한 피트니스 도구 통합방법, 그리고
개인 PT / 그룹 PT에서의 서스펜션 트레이너 활용방법까지 다양한 코칭 방법을 습득하고
마스터할 수 있습니다. TRX만의 독특하고 효과적인 트레이닝 시스템을 경험해보세요!

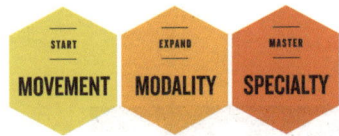

TRX 교육과정 시작부터 마스터까지

START ▶▶▶▶▶▶▶ EXPAND ▶▶▶▶▶▶▶ MASTER ▶▶▶▶▶▶▶▶▶▶▶▶▶▶▶▶

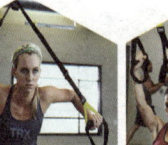
SUSPENSION TRAINING® COURSE

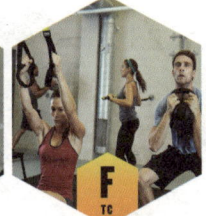
FUNCTIONAL TRAINING® COURSE

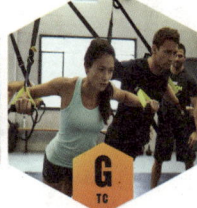
GROUP TRAINING® COURSE

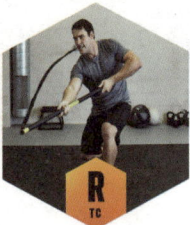
RIP® TRAINING COURSE

START

TRX® SUSPENSION TRAINING® COURSE

TRX 교육의 첫번째 단계로 초보자 또는 입문자들에게 적합한 교육과정입니다. 움직임을 기반으로 하여 오직 TRX만의 독특한 Foundational Movements를 활용한 체계적인 트레이닝 시스템을 배울 수 있습니다.

Skills Developed:
- 서스펜션 트레이너의 올바른 설치방법과 사용방법
- 40개 이상의 서스펜션 트레이너를 이용한 운동방법
- 흔히 저지르게 되는 실수나 동작을 바로잡는 효과적인 큐잉 & 코칭
- 다양한 피트니스 레벨에 따른 운동강도 조절 및 수정방법
- 서스펜션 트레이닝시 저항과 민첩성을 조화하는 방법
- 트레이닝시 절대 하지말아야 할 원칙과 주의사항 습득

EXPAND

TRX® FUNCTIONAL TRAINING COURSE

FTC는 클라이언트와 선수들의움직임 향상에 초점을 둔 교육과정입니다. STC에서 다룬 TRX 트레이닝 테크닉을 바탕으로 케틀벨, 로프, 리프트레이너, 메디신볼, 샌드백 등 다양한 피트니스 도구를 통합하고 접목시키는 방법에 대해 배울 수 있습니다.

Skills Developed:
- 서스펜션 트레이너와 다양한 피트니스 도구 통합의 방법
- 최대 7개의 도구를 움직임 기반의 서킷 트레이닝에 접목하는 방법
- 30개 이상의 다양한 서킷 트레이닝을 알맞게 진행하는 방법
- 다른 피트니스 도구를 이용한 파워, 속도, 지구력 등 운동 컨디션 조절 방법
- 움직임을 기반으로 다양한 Multi Modality를 이용한 트레이닝 방법

MASTER

TRX® GROUP TRAINING® COURSE

STC를 수료한 트레이너들에게 추천하는 교육과정으로 TRX 그룹 코칭 시스템을 사용하여 그룹을 대상으로 보다 효과적인 코칭이 가능하도록 새로운 그룹 트레이닝 프로그램을 제공하고, 올바른 자세와 코칭 및 큐잉 방법 등에 대해 습득하여 자신의 코칭 테크닉을 발전시킬 수 있습니다.

Skills Developed:
- TRX 코칭 방법을 적용한 고퀄리티 그룹 서스펜션 트레이닝 방법
- 여러 클라이언트를 동시에 코칭 & 그에 따른 복잡함을 관리하는 방법
- 다양한 피트니스 레벨에 맞춘 흥미롭고 개인화된 트레이닝 방법
- "Swing Thought"를 사용하여 그룹을 대상으로 효과적으로 코칭하는 방법
- "Drop-In" 스타일의 서스펜션 트레이닝을 두가지 형식으로 제공하는 방법
  └ ① Strength 기반의 Strong ② HIIT 기반의 Fit

MASTER

TRX® RIP TRAINING® COURSE

독특하고 효과적인 TRX 코칭 시스템을 RIP 트레이너의 심화 움직임에 접목한 교육과정입니다. 흥미로우면서도 높은 신진대사량을 요구하는 고강도의 회전운동 적용방법에 대해 배울 수 있습니다.

Skills Developed:
- RIP 트레이너의 올바른 설치방법과 사용방법
- 40개 이상의 RIP 트레이너를 이용한 운동방법
- 기초적인 움직임 트레이닝을 회전운동에 접목하는 방법
- 안전하고 효과적인 RIP 트레이닝 진행 방법
- 코어를 강화시켜주는 고강도 컨디셔닝 운동 코칭방법

Copyright © KFTA. All rights reserved.　　　　　　　　　　+82-2-2252-3549 | www.ftakorea.or.kr

금강기획인쇄

원스탑 서비스로 **최상의 퀄리티**를 제공하는
비즈니스 파트너, **금강기획인쇄**입니다.

기획디자인 | 인쇄 | 후가공 | 포장 | 배송

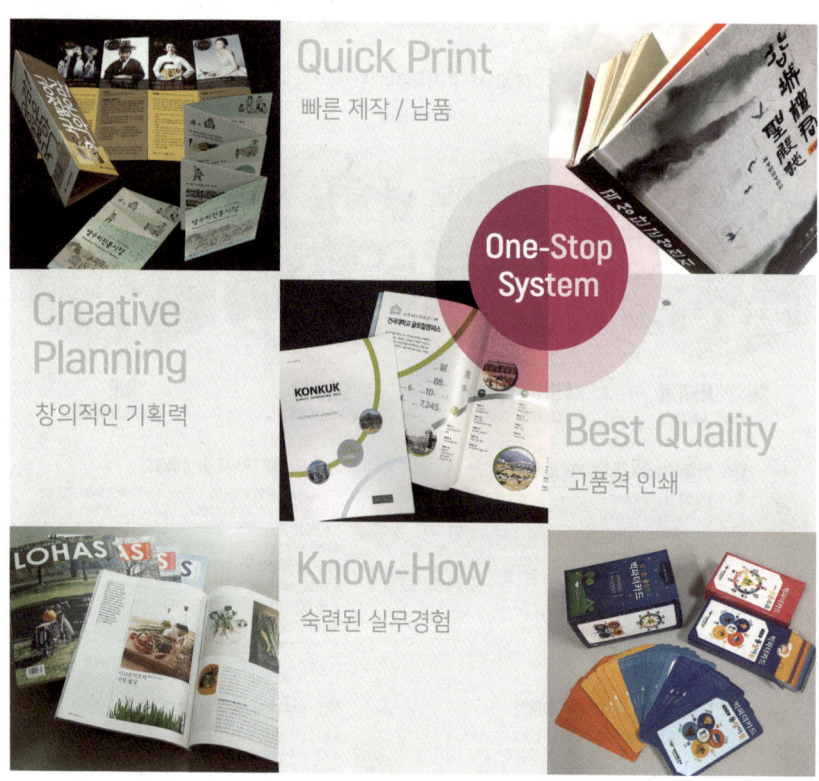

ADDRESS.
- 서울시 중구 퇴계로 37길 18
  세린빌딩 3층
- 서울시 성동구 아차산로 17길26, 4층

CONTACT.
02.2266.6759
sung6759@naver.com

WEBHARD.
kumkang6759 / 6759

WEBPAGE.
www.kkcp.co.kr